In der Zahnarztpraxis

# Behandlungs-assistenz

## Arbeitsbuch

Autorinnen und Autoren:
Dr. Bernhard Alfter, Dr. Britta Geib-Weber, Waltraud Hollstein,
Iris Karcher, Dr. Dr. Brigitte Nestle-Oechslin

in Zusammenarbeit mit der Verlagsredaktion

Cornelsen

# In der Zahnarztpraxis

| | |
|---|---|
| Verlagsredaktion: | Dr. Franz Schaller |
| Außenredaktion: | Stefan Schiefer, Berlin |
| Bildredaktion: | Gertha Maly |
| Layout und technische Umsetzung: | vitaledesign, Berlin |
| Umschlaggestaltung: | vitaledesign, Berlin |

Zur Erstellung dieses Werkes wurden Inhalte übernommen und überarbeitet aus:
*Behandlungsassistenz in der Zahnarztpraxis, Arbeitsbuch mit Lernsituationen ISBN 978-3-06-450112-6*

**www.cornelsen.de**



Druck: mediaprint solutions GmbH, Paderborn

1. Auflage, 4. Druck 2019
Arbeitsbuch
ISBN 978-3-06-451972-5

1. Auflage, 4. Druck 2019
Arbeitsbuch mit Lösungen als Download
ISBN 978-3-06-451338-9

PEFC
PEFC/04-31-0810

PEFC zertifiziert
Dieses Produkt stammt aus nachhaltig bewirtschafteten Wäldern und kontrollierten Quellen.

www.pefc.de

# Vorwort

Liebe/r Auszubildende zur/zum Zahnmedizinischen Fachangestellten, liebe Kolleginnen und Kollegen,

im März 2016 erschien das Lehrbuch „Behandlungsassistenz in der Zahnarztpraxis“, das begeistert aufgenommen wurde und zusammen mit den Fachbüchern „Leistungsabrechnung in der Zahnarztpraxis“ und „Organisation und Verwaltung in der Zahnarztpraxis“ alle Inhalte der Ausbildung abdeckt.
Nun folgt das Arbeitsbuch zur Behandlungsassistenz, das Ihnen ermöglicht, zahnmedizinische Unterrichtsinhalte zu wiederholen, einzuüben und sich letztendlich damit auf die Prüfung vorzubereiten.

Das Arbeitsbuch ist nach den Lernfeldern des Rahmenlehrplans geordnet. Es greift die entsprechenden, wichtigen Themen auf und ist auf das neue Fachbuch „Behandlungsassistenz in der Zahnarztpraxis“ abgestimmt. Hervorheben möchte ich das Lernfeld 3, „Praxishygiene organisieren“, welches sowohl im Fachbuch als auch hier im Arbeitsbuch völlig neu erstellt wurde. Das Thema Hygiene in der Zahnarztpraxis bekommt eine immer größere Bedeutung, neue Aspekte sind hinzugekommen. Diesem Umstand wollten wir gerecht werden.
Die Empfehlungen der Kommission für Krankenhaushygiene und Infektionsprävention beim Robert Koch-Institut (RKI-Richtlinien) zur Hygiene bei der Aufbereitung von Medizinprodukten sind in die Bücher eingeflossen.
Das Lernfeld 10b, „Röntgen- und Strahlenschutzmaßnahmen vorbereiten“, ist erweitert worden, vor allem in den Bereichen digitales Röntgen und Qualitätskontrollen. Das war uns wichtig, da in einigen Bundesländern die Zahnmedizinischen Fachangestellten mit der bestandenen Abschlussprüfung auch den Röntgenschein erhalten.
Aber auch bei den anderen Lernfeldern sind neue Aufgaben hinzugekommen, bisherige Fragestellungen wurden überarbeitet. So ergeben sich zahlreiche abwechslungsreiche Aufgaben. Bei der Auswahl der Inhalte haben wir darauf geachtet, dass diese prüfungsrelevant sind. Daher eignet sich das Arbeitsbuch sowohl als Übungsbuch für den Unterricht wie auch zur Prüfungsvorbereitung.

Danken möchten wir der Gesundheitsredaktion des Cornelsen Verlages für die gute redaktionelle Zusammenarbeit. Unser Dank gilt auch allen, die unsere Manuskripte kritisch gelesen und Verbesserungsvorschläge eingebracht haben.

Wir hoffen, dass Sie Freude an den Aufgaben haben werden und Sie sich durch die Gestaltung des Arbeitsmaterials angesprochen fühlen. Für den erfolgreichen Abschluss Ihrer Ausbildung zur/zum Zahnmedizinischen Fachangestellten wünschen wir Ihnen alles Gute!

Für das Autorenteam
Waltraud Hollstein

Freiburg, Juni 2016

Hinweis: In diesem Arbeitsbuch wird die feminine Sprachform bevorzugt genutzt, da der Großteil der Mitarbeiter in der Zahnarztpraxis weiblich ist. Finden Sie im Text eine geschlechtsspezifische Form, so ist immer auch das andere Geschlecht gemeint.

# Inhalt

Die markierten Lernfelder enthalten die für die Behandlungsassistenz relevanten Inhalte und geben gleichzeitig die Gliederung dieses Bandes wieder.

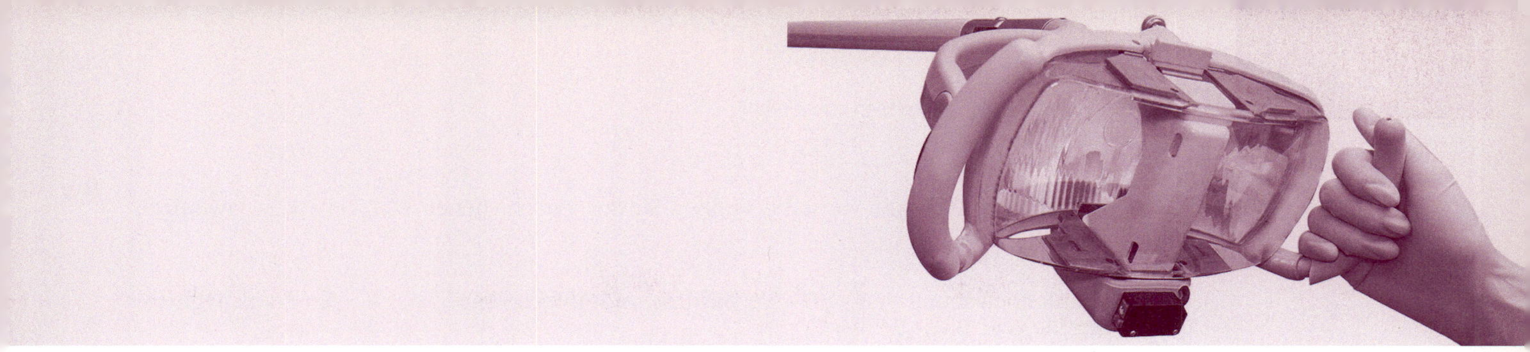

# 1 Im Beruf und Gesundheitswesen orientieren

**1** Ordnen Sie den Fachgebieten der Zahnheilkunde jeweils die entsprechenden Definitionen zu.

| | |
|---|---|
| 1. präventive Zahnheilkunde | a) Zahnerhaltungskunde |
| 2. Parodontologie | b) vorbeugende Maßnahmen zur Verhütung von Erkrankungen des Zahnes und Zahnhalteapparates |
| 3. konservierende Zahnheilkunde | c) Lehre von den Erkrankungen des Zahnhalteapparates und deren Behandlung |
| 4. Kieferorthopädie | d) Zahnersatzkunde |
| 5. prothetische Zahnheilkunde | e) operative Zahnmedizin |
| 6. chirurgische Zahnheilkunde | f) Behandlung von Zahnstellungs- und Kieferanomalien |

**2** Welche Tätigkeiten dürfen von einer ausgebildeten ZFA **nicht** ohne zusätzliche Aus- oder Weiterbildung durchgeführt werden?

**a** Vermittlung von Grundlagen zur Mundhygiene und zahngesunden Ernährung ☒
**b** Herstellung von Situationsabformungen und Provisorien ☐
**c** Belaganfärbung ☐
**d** Politur von Oberflächen ☐
**e** Assistenz bei der Ausbildung von ZFA ☒
**f** Entfernung von Zahnstein und Plaque ☒

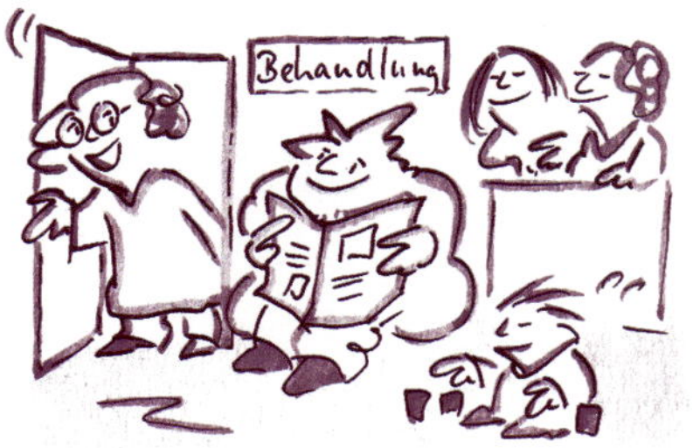

**3** Ihre Aufgaben als ZFA sind vielseitig. Ordnen Sie den verschiedenen Tätigkeiten die jeweiligen Arbeitsbereiche zu.

**1** – Patientenbetreuung
**2** – Behandlungsassistenz
**3** – Verwaltung und Abrechnung
**4** – Laborarbeiten
**5** – Praxishygiene

| | |
|---|---|
| Sie gießen Abformungen mit Gips aus. | 4 |
| Sie gehen auf die speziellen Bedürfnisse von Kindern, behinderten und alten Menschen ein. | 1 |
| Behandlungstermine für Patienten planen Sie selbstständig. | 1 |
| Erbrachte Leistungen werden von Ihnen abgerechnet. | 3 |
| Bei der Behandlung wenden Sie die Halte- und Absaugtechnik an. | 2 |
| In der Patientenkartei dokumentieren Sie den Behandlungsverlauf. | 2 |
| Benutzte Instrumente werden von Ihnen für den nächsten Einsatz aufbereitet. | 2 |
| Sie übernehmen die Bestellung fehlender Materialien. | 3 |
| Sie begleiten Patienten zum Behandlungsstuhl und sorgen für deren richtige Lagerung. | 1 |
| Für jede Behandlung stellen Sie die nötigen Instrumente bereit. | 2 |
| Auf Patientenfragen zur Kariesprophylaxe und Mundhygiene geben Sie kompetent Auskunft. | 2 |
| Der Behandlungsstuhl wird von Ihnen nach der Behandlung gereinigt und desinfiziert. | 5 |
| Die Archivierung von Röntgenbildern und die Ablage von genehmigten Behandlungsplänen gehört zu Ihren Aufgaben. | 3 |

**4** Teamfähigkeit lässt sich an bestimmten Verhaltensmerkmalen erkennen. Nennen Sie zu jedem Merkmal eine Situation aus dem Praxisalltag, bei der Sie Teamfähigkeit beweisen können.

| **Merkmale** | **Praxissituation** |
|---|---|
| Kooperationsfähigkeit | ………………………………………… |
| Verlässlichkeit | ………………………………………… |
| Rücksichtnahme | ………………………………………… |

**5** Nennen Sie Argumente, weshalb regelmäßige Teambesprechungen in Ihrer Praxis sinnvoll sind.

Wertkonflikte, Beziehungskonflikte, Sachkonflikte zu lösen

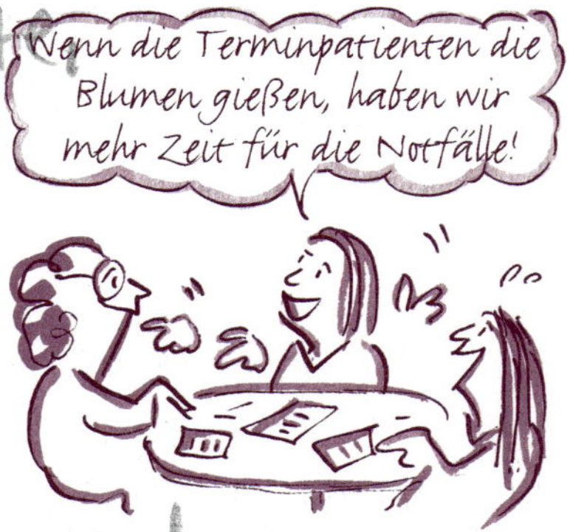


**6** Als Arbeitnehmer in der Zahnarztpraxis sind Sie bei der Berufsgenossenschaft (BG) versichert. Welche Aufgaben und Leistungen der BG sind für Sie als ZFA von besonderer Bedeutung?

Arbeitsunfälle, Berufskrankheiten und arbeitsbedingte Gesundheitsgefährdungen zu verhindern / zu beschränken

**7** Welche Aussagen entsprechen den Vorschriften des Arbeitsschutzgesetzes?

☒☒☒

**a** Mindestens einmal im Jahr müssen alle Arbeitnehmer durch den Arbeitgeber eine Arbeitsschutzunterweisung erhalten. ☒

**b** Arbeitnehmer müssen die Anweisungen des Arbeitgebers befolgen, auch wenn diese erkennbar gegen Sicherheit und Gesundheit gerichtet sind. ☐

**c** Nadelstichverletzungen sollten der Berufsgenossenschaft für Gesundheitsdienst und Wohlfahrtspflege gemeldet werden. ☒

**d** Der Arbeitgeber muss die persönliche Schutzausrüstung (PSA) für seine Angestellten bereitstellen. ☒

**8** Sie kommen im Praxisalltag mit biologischen Gefahrenstoffen wie Aerosolen, Speichel und Blut in Kontakt. Darin können Mikroorganismen enthalten sein, die Krankheiten auslösen können. Nennen Sie Praxissituationen, in denen eine Infektion durch einen Kontakt mit den genannten Stoffen erfolgen kann.

**Biologische Arbeitsstoffe**
→ *Behandlungsassistenz, S. 29*

| | Infektionsweg |
|---|---|
| Aerosol | Einatmen<br>Beim Absaugen |
| Speichel | Haut/Schleimhautkontakt<br>Arbeiten im Mund<br>Präparation |
| Blut | Schnitt/Stichverletzung<br>Kanülen, Nadeln, Spritzen oder anderen scharfen Gegenstände |

**Gefahrstoffe**
→ *Behandlungsassistenz, S. 30*

**9** Welche Aussagen zu den Gefahrstoffen sind **richtig**?

☒ ☒ ☒ ☒

**a** Die Gefahrstoffverordnung dient zum Schutz der Beschäftigten vor Gefährdung ihrer Gesundheit und Sicherheit durch gefährliche Stoffe. ☒

**b** Die Einordnung in Schutzstufen wird ausschließlich an der Gefährlichkeit des Stoffes festgelegt. ☒

**c** Die Betriebsanweisung jedes Gefahrstoffes muss für die Beschäftigten der Praxis einzusehen sein. ☐

**d** Alle Gefahrstoffe in der Zahnarztpraxis und im Praxislabor sind im Gefahrstoffverzeichnis aufgelistet. ☒

**e** Es wird stets nur das Symbol für den gefährlichsten Inhaltsstoff angegeben. ☐

**f** Gefahrensymbole müssen die vom Stoff ausgehende Gefahr anzeigen. ☒

**10** Sie benutzen in der Zahnarztpraxis Produkte, die den Gefahrstoffen zuzuordnen sind. Die Etiketten dieser Gefahrstoffe sind mit Gefahrenpiktogrammen versehen. Welche Gefahrenbezeichnungen kennzeichnen die folgenden Produkte und welche Verhaltensregeln sind bei deren Benutzung zu beachten?

| | Gefahrenbezeichnung und Verhaltensregel |
|---|---|
| Kältespray zur Vitalitätsprüfung  | entzündbar<br>Kontakt mit Wärmequellen<br>vermeiden. Gefäß verschließen |
| Reinigungs- und Desinfektionsmittel für die Absauganlage  | ~~[illegible]~~, ätzend<br>Dämpfe nicht einatmen und<br>Berühren mit Haut Schutzbrille |
| Desinfektionsmittel für die Instrumente  | reizend<br>Dämpfend nicht einatmen<br>und Berühren mit Haut<br>und Augen vermeiden |
| Amalgam zur Füllungstherapie, Amalgam aus alten Füllungen 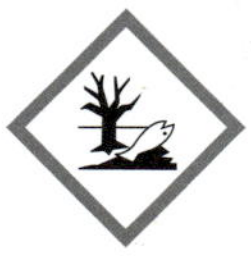 | gewässergefährend<br>Sondermüll Vorschrift beachten<br>Nicht in die Umwelt<br>lassen |

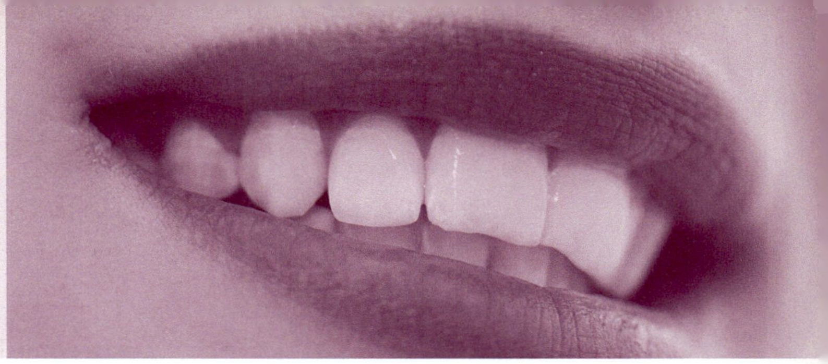

# 2 Patienten empfangen und begleiten

**1** Ihre Kollegin erklärt Ihnen, dass Patienten auf dem Behandlungsstuhl möglichst entspannt gelagert werden müssen. Gleichzeitig müssen sie aber so gelagert werden, dass die Zahnärztin das zu behandelnde Gebiet genau sieht und ermüdungsfrei arbeiten kann.
In welcher Region werden die Patienten auf den beiden nachfolgenden Abbildungen behandelt? Erklären Sie jeweils kurz die Lagerung.

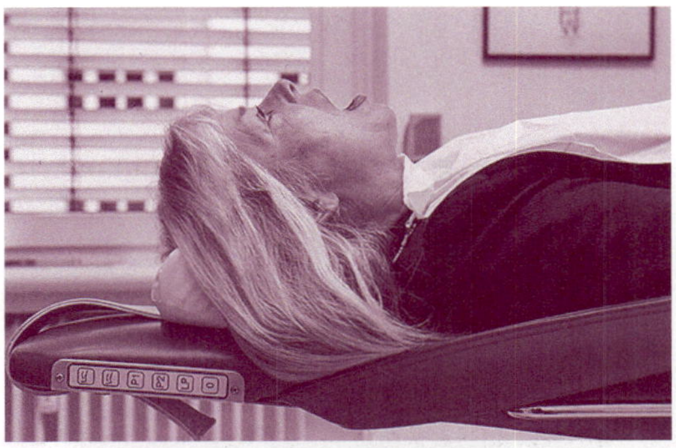

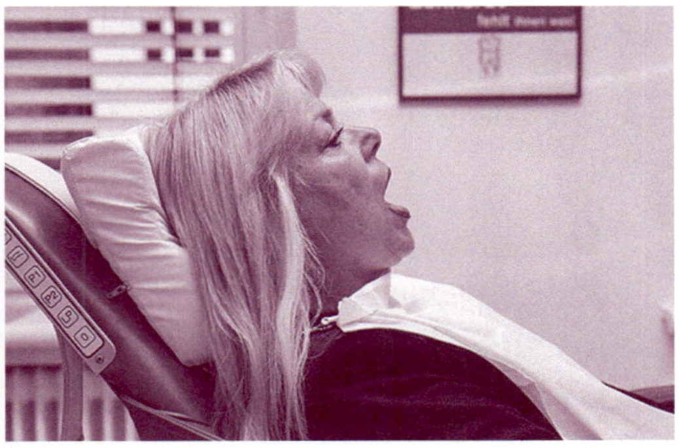

OK ~~[illegible]~~ UK
dine Kopf/Füße Füße tießer Kopf

**2** Die Zahnärztin präpariert einen Zahn und arbeitet mit Wasserkühlung.
Nennen Sie fünf Regeln zum Abhalten und Absaugen, die Sie beachten müssen, damit die Zahnärztin eine gute Sicht auf das Arbeitsgebiet hat und keine Verletzungen passieren.

- gegenüberliegende Zähne
- Präparation ~~[illegible]~~ Vestibulär dann lingual/palatinal
- lingual/Palatinal dann Vesibulär
- Beide Hände Kopf gut abstützen
- Nicht zu weit hinten
- Nicht zu fest

**3** Wenn Sie Ihren Patienten begegnen, dann findet ein Informationsaustausch, also eine Kommunikation, statt. Welche Aussagen sind **richtig**?

☒☒

**a** Die Sprache ist eine Form der verbalen Kommunikation. ☐

**b** Mimik und Gestik gehören nicht zu den Kommunikationswegen. ☐

**c** Nonverbale Kommunikation geschieht immer bewusst. ☐

**d** Eine Nachricht wird vom Sender codiert und vom Empfänger decodiert. ☐

**4** Warum ist ein Feedback bei der Kommunikation mit Patienten unbedingt erforderlich?

☒

**a** zur Information der Zahnärztin über die geplante Behandlung des nächsten Patienten ☐

**b** zur Absicherung, ob der Patient z. B. erklärte Verhaltensmaßnahmen richtig verstanden hat ☒

**c** zur besseren Übersicht bei der Abrechnung über alle beim Patienten bisher durchgeführten Behandlungsmaßnahmen ☐

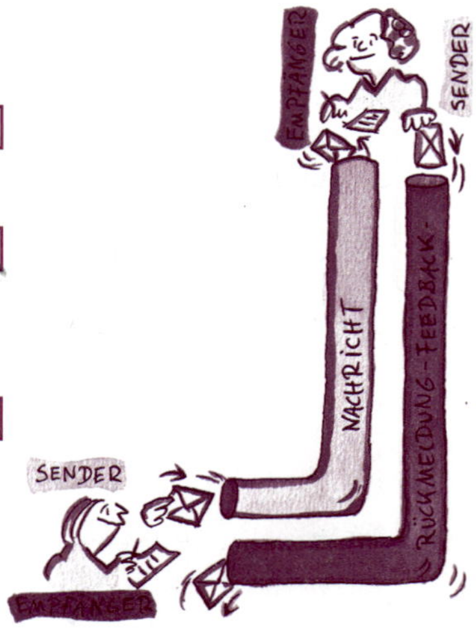


**5** Welche kommunikativen Grundsätze sollte die ZFA beim Umgang mit Kindern beachten?

Spritze = Zahn schlafen, Luftbläser = Wind trocknet Zahn, Wasserspray = Zahn duschen, Röntgen = Zahn foto, Blaulicht = Zahnföhn, Bohrer = Traktor, Sauger = Elefantenrüssel

**6** Welche Aussagen zum Verhalten gegenüber Patienten sind **richtig**?

☒☒

**a** Wenn ein Patient an den Empfang kommt, während man gerade telefoniert, sollte man ihn nicht beachten, sondern sich von ihm abwenden. Er muss das Ende des Telefonates abwarten. ☐

**b** Die ZFA spricht den Patienten mit Namen an. Der Name sollte unbedingt richtig ausgesprochen werden. ☒

**c** Wenn der Patient zu lange spricht, sollte ihn die ZFA ruhig unterbrechen. Sie kann ruhig auch auf die Uhr schauen, um ihm nonverbal zu zeigen, dass sie jetzt keine Zeit mehr hat. ☐

**d** Die ZFA informiert den Patienten geduldig und umfassend und lässt ihn evtl. wiederholen, was sie ihm erklärt hat. ☒

**7** Patienten mit eingeschränkter Bewegungsfähigkeit bedürfen besonderer Aufmerksamkeit. Nennen Sie drei mögliche Hilfsangebote.

An, aus Kleidung

Toilettengang

Ein, aus Steigen

**8** Bei Seh- oder Hörbehinderung der Patienten sind spezielle Umgangsformen zu beachten. Ordnen Sie die folgenden Empfehlungen zu: **1** für Sehbehinderung, **2** für Hörbehinderung.

a) Patienten direkt ansehen [2]

b) beim Hinsetzen behilflich sein [1]

c) Patienten informieren, wenn man ihn allein lässt [1]

d) langsam und deutlich sprechen [2]

e) komplizierte oder wichtige Informationen aufschreiben bzw. aufzeichnen [2]

f) Lesehilfe zum Ausfüllen des Anamnesebogens anbieten [1]

**9** Erklären Sie den Begriff „Anamnese".

Die Vorgeschichte eines Patienten

**10** Ihre Kollegin erklärt Ihnen, dass die Anamnese in eine allgemeine und eine spezielle Anamnese unterteilt wird. Ordnen Sie die folgenden Patientenangaben dieser Unterteilung zu:

1. allgemeine Anamnese

2. spezielle Anamnese

a) Der Patient berichtet über eine chronische Nierenerkrankung.

b) Die Patientin berichtet, dass sie kein Eis mehr essen könne, ohne unter Zahnschmerzen zu leiden.

c) Die Patientin gibt an, dass sie unter einer Allergie gegen Pollen von Frühblühern leidet.

d) Der Patient sagt, dass er seit dem Wochenende Zahnschmerzen habe.

e) Der Patient gibt an, dass er vor ein paar Jahren einen Herzinfarkt hatte.

f) Die Patientin klagt über Zahnfleischbluten.

**Anamnesebogen**
→ *Behandlungsassistenz, S. 65*

**11** Jeder Patient erhält bei seinem ersten Besuch in der Zahnarztpraxis einen Fragebogen ausgehändigt. Welche Aussagen zum Anamnesebogen sind richtig?

☒ ☒

**a** Der Anamnesebogen ist vom Patienten und von der behandelnden Zahnärztin zu unterschreiben. ☐

**b** Der Patient sollte über die Bedeutung des Anamnesebogens aufgeklärt werden. ☐

**c** Gesundheitliche Besonderheiten, die im Anamnesebogen nicht direkt erfragt werden, spielen für die zahnärztliche Behandlung keine Rolle und müssen nicht ergänzt werden. ☐

**d** Eine regelmäßige Überprüfung und Aktualisierung des Anamnesebogens ist notwendig. ☒

**12** Bei welchen Patienten mit Herz-Kreislauf-Erkrankungen kann die Anwendung von Lokalanästhetika mit Adrenalinzusatz ein Risiko darstellen?

erhöhten Blutdruck, Herzrhytmus Herzmuskel, Herzinsufizienz, Herzgefäße, Herzinfakt

**13** Welche Vorsichtsmaßnahmen sind bei der Behandlung von schwangeren Patientinnen zu beachten? Kreuzen Sie die **richtige** Antwort an.

☒

**a** Es sollten Lokalanästhetika mit geringer Adrenalinkonzentration verwendet werden. ☒

**b** Prophylaxemaßnahmen sind zu vermeiden. ☐

**c** Die Verwendung von Abformmaterialien muss unterbleiben. ☐

**14** Beschriften Sie die folgende Abbildung der Mundhöhle mit den lateinischen Fachbegriffen und der deutschen Übersetzung.

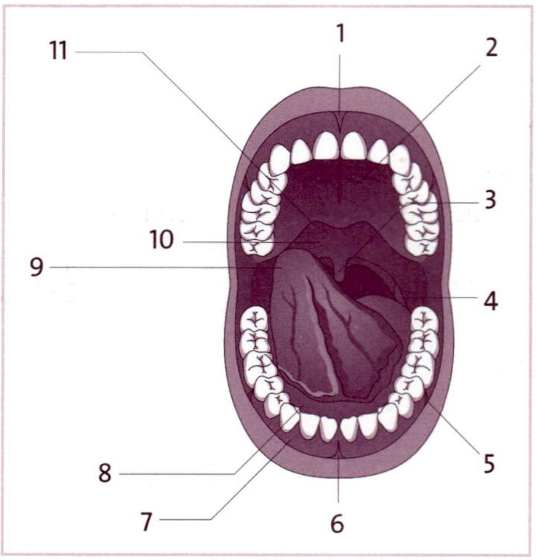


1 Frenulum labii
Lippenbändchen

2 Palatum durum
harter Gaumen

3 Uvula
Zäpfchen

4 Tonsilla palatina
Gaumenmandel

5 Frenulum buccale
Wangenbändchen

6 Frenulum labii
Lippenbändchen

7 Vestibulum oris
Mundvorhof

8 Mundbogen

9 Zunge
Lingua / Glossa

10 Palatum molle
Velum palatinum
weicher Gaumen

11 Ak- linie

**15** Nennen Sie die Hauptaufgaben der Mundschleimhaut.

Sinnesfunktion
Schutzfunktion
Anfeuchten der Nahrung

**16** Welche Geschmacksrichtungen werden von den Knospen auf der Zunge wahrgenommen? Zeichnen Sie die verschiedenen Regionen ein.

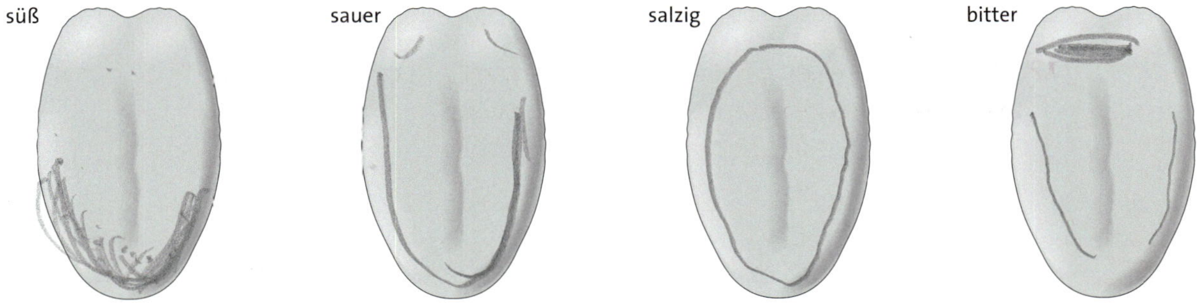


**17** Welche Aussagen sind **richtig**?

☒☒☒

- **a** Gegenüber den Mündungsstellen der Speicheldrüsen bildet sich kaum Zahnstein. ☐
- **b** Pro Tag werden ca. 2,5 l Speichel erzeugt. ☐
- **c** Die Speicheldrüsen sind unpaarig angelegt. ☐
- **d** Die Ohrspeicheldrüse produziert ein seröses Sekret. ☒
- **e** Speichel hat eine wichtige Rolle bei der Verhinderung der Entstehung von Karies. ☒
- **f** Watterollen werden im Mund des Patienten so platziert, dass sie sofort an den Ausführungsgängen der Speicheldrüsen den Speichel auffangen. ☒

**18** Beschriften Sie die folgende Abbildung der Speicheldrüsen mit den lateinischen Fachbegriffen und nennen Sie jeweils den Mündungsort des (Haupt-)Ausführungsganges.

*1 Ohrspeicheldrüse* Glandula parotidea

*Mündung:* in Höhe 2 OK Molaren

*2 Unterkieferspeicheldrüse* Glandula sublingualis

*Mündung:* unter der Zunge

*3 Unterzungenspeicheldrüse* Glandula submandibularis

*Mündung:* Caruncula sublingualis

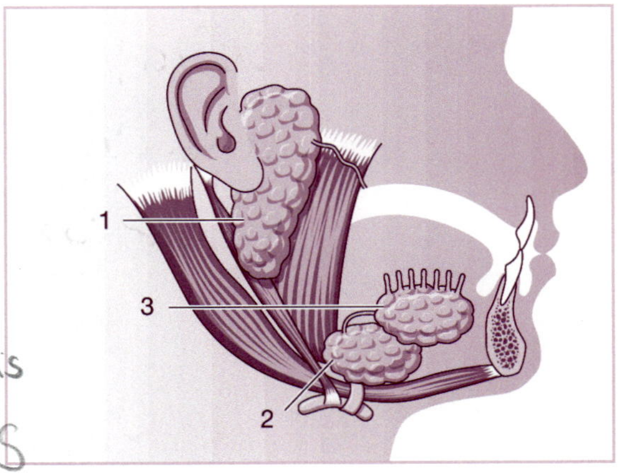

Rachen
→ Behandlungsassistenz, S. 73

**19** Ihre Kollegin erklärt Ihnen, dass der Rachen in drei Abschnitte unterteilt wird. Nennen Sie diese und geben Sie auch den lateinischen Fachbegriff an.

Nasenrachen Epipharynx
mittlerer Rachenraum Mesopharynx
unterer Rachenraum HYPOPharynx

**20** Übersetzen Sie die Bezeichnungen der Zähne ins Lateinische und geben Sie deren Anzahl im bleibenden Gebiss und im Milchgebiss an.

| | Einzahl | Mehrzahl | Anzahl im bleibenden Gebiss | Anzahl im Milchgebiss |
|---|---|---|---|---|
| Schneidezähne | Inzisivus | Inzisiv | 8 | 8 |
| Eckzähne | Caninus | Canini | 4 | 4 |
| Vormahlzähne | Prämolar | Prämolaren | 8 | 0 |
| Mahlzähne | Molar | Molaren | 12 | 8 |
| | | gesamt: | 32 | 20 |

**21** Ihre Zahnärztin benutzt des Öfteren die Begriffe „temporäres Gebiss“, „permanentes Gebiss“ und „Wechselgebiss“. Erklären Sie diese Fachbegriffe.

temporäres Gebiss: Milchgebiss

permanentes Gebiss: Bleibendes gebiss

Wechselgebiss: Milch und Bleibendes Gebiss

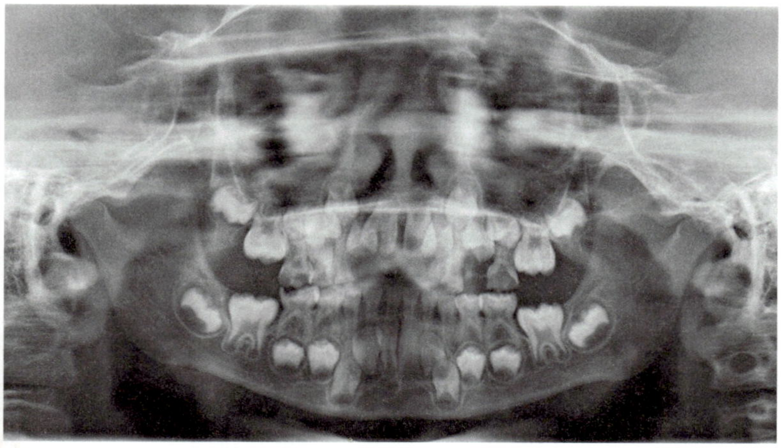

**22** In der Zahnarztpraxis hören Sie oft die Begriffe „Okklusion“ und „Artikulation“. Welche Aussagen dazu sind **richtig**?
☒☒☒

**a** Sind die Zähne in Okklusionsstellung, so hat jeder Zahn zwei Antagonisten, außer den unteren mittleren Schneidezähnen und den oberen endständigen Molaren. ☒

**b** Die Unterkieferzähne greifen über die Oberkieferzähne. ☒

**c** Okklusion ist der Kontakt von Ober- und Unterkiefer bei zwanglosem Kieferschluss; Schlussbissstellung. ☐

**d** Wenn ein Mensch sich sprachlich nicht ausdrücken kann, dann hat er ein Problem mit seiner Okklusion. ☐

**e** Artikulation ist die Bewegung des Unterkiefers unter Kontakt zum Oberkiefer, wie z. B. beim Kauen. ☒

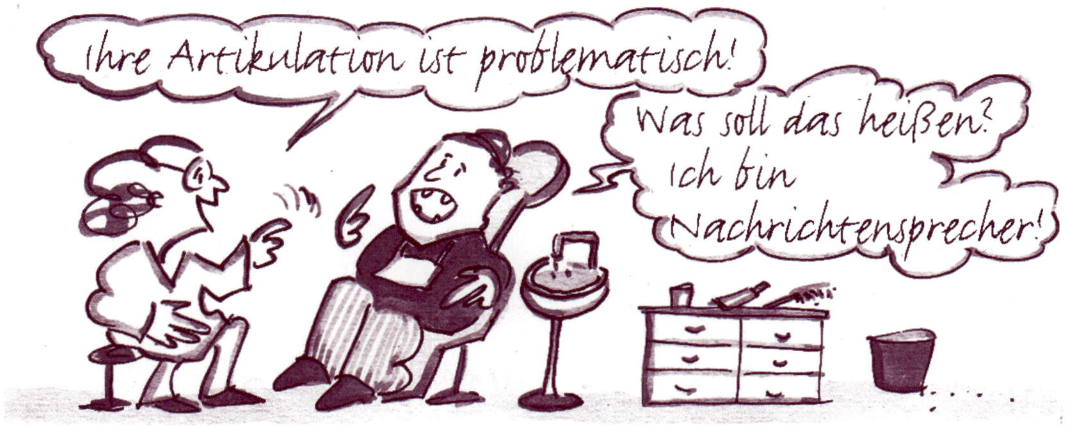


**23** Sie unterhalten sich mit Ihrer Kollegin in der Schule über die Milchzähne. Welche der folgenden Aussagen ist **falsch**?
☒

**a** Im Milchgebiss gibt es keine Prämolaren. ☒

**b** Im Milchgebiss gibt es halb so viele Zähne wie im bleibenden Gebiss. ☐

**c** Das Milchgebiss hat genauso viele Canini wie das bleibende Gebiss. ☐

**24** Ein 5-jähriges Kind kommt zu Ihnen in die Praxis. Meinen Sie, dass dieses Kind bereits in der Wechselgebissphase ist? Von wann bis wann reicht diese Phase?

Nein. Mit 6 Jahren und dauert 6 Jahre

**25** Beschriften Sie die Abbildung mit den deutschen und lateinischen Fachbegriffen.

1 Corona dentis Zahnkrone

2 Cervix dentis Zahnhals

3 Radix dentis Zahnwurzel

4 Foramen apikale Wurzelspitzenloch

5 Pulpa Zahnmark

6 Dentin Zahnbein

7 Enamelum Zahnschmelz

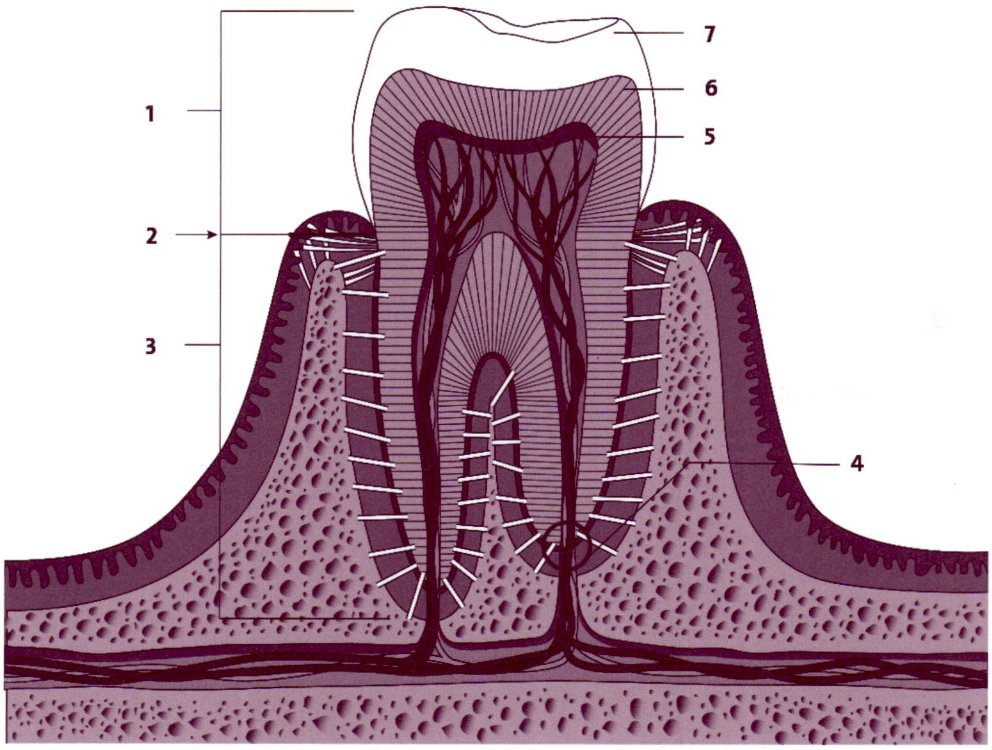

**26** Welche Aussagen zum Dentin sind **richtig**?

☒☒

- **a** Dentin ist die härteste Substanz des Zahnes. ☐
- **b** Dentin befindet sich im Bereich der Zahnkrone und der Zahnwurzel. ☒
- **c** Dentin besteht zu 50 % aus anorganischen Stoffen. ☐
- **d** Dentin bildende Zellen nennt man Odontoblasten. ☒

**27** Welche Zahnbestandteile gehören zu den Zahnhartsubstanzen?

Zahnschmelz

Zahnbein

Wurzelzement

**28** Die Pulpa ist das Weichgewebe des Zahnes. Kennzeichnen Sie die **richtigen** Aussagen.

☒☒☒

- **a** An der Pulpa unterscheidet man zwischen Kronenpulpa und Wurzelpulpa. ☒
- **b** Die Pulpa besteht vollständig aus Nervenfasern. ☐
- **c** Die Pulpa besteht aus lockerem Bindegewebe, Blutgefäßen, Lymphgefäßen und Nervenfasern. ☒
- **d** Die Wurzelpulpa endet am Foramen apicale. ☒
- **e** Wenn die Pulpa intakt ist, ist der Zahn devital (abgestorben). ☐

**29** Ihre Kollegin erklärt Ihnen, dass die Zähne unterschiedlich viele Wurzeln haben. Welche der folgenden Aussagen sind **richtig**?

☒☒☒

- **a** Die OK-Milchmolaren sind dreiwurzelig. ☒
- **b** Die Zähne 14 und 24 sind meistens zweiwurzelig. ☐
- **c** Die UK-Molaren haben zwei Wurzeln und meistens drei Wurzelkanäle. ☒
- **d** Die OK-Molaren sind dreiwurzelig und besitzen zwei Wurzelkanäle. ☒

**30** Die Kauflächen der Seitenzähne sind durch Höcker gekennzeichnet. Welche der folgenden Aussagen sind **richtig**?

☒☒

- **a** Alle Molaren besitzen fünf Höcker. ☐
- **b** Die Prämolaren haben meistens zwei Höcker. ☐
- **c** Bei den Prämolaren sind die lingualen Höcker ausgeprägter als die bukkalen. ☒
- **d** Der erste untere Molar hat drei bukkale und zwei linguale Höcker. ☒

**31** Finden Sie zu den Begriffen in der linken Spalte die richtigen Erklärungen in der rechten Spalte. Ordnen Sie diese mit Pfeilen zu.

| | |
|---|---|
| 1. retinierter Zahn | a) nicht achsengerechte Stellung eines Zahnes im Knochen |
| 2. Antagonist | b) Zurückhalten eines Zahnes im Knochen, er bricht nicht durch |
| 3. Bifurkation | c) Gabelungsstelle der Wurzeln bei dreiwurzeligen Zähnen |
| 4. verlagerter Zahn | d) Zahndurchbruch |
| 5. Trifurkation | e) Gegenzahn |
| 6. Dentition | f) Gabelungsstelle der Wurzeln bei zweiwurzeligen Zähnen |

**32** Ihre kleine Schwester fragt Sie, wie man die Zähne unterscheiden kann. Sie erklären ihr die typischen Merkmale. Nennen Sie diese Erkennungsmerkmale.

........................................................................................................

........................................................................................................

........................................................................................................

........................................................................................................

**33** Kennzeichnen Sie die **richtigen** Aussagen.

**a** Bei den Molaren im Oberkiefer sind die Kronenachsen nach lingual geneigt. ☐

**b** Die Wurzelspitzen aller Zähne sind leicht nach distal geneigt. ☐

**c** An den Incisivi und den Canini sind die vestibulären Flächen nach mesial stärker gekrümmt als nach distal. ☐

**d** Bei den Incisivi im Oberkiefer haben die distalen Schneidekanten einen steileren Winkel als die mesialen. ☐

**34** Nennen Sie die drei Zahnschemata, mit deren Hilfe jeder einzelne Zahn benannt werden kann.

..............................................................................................................................

..............................................................................................................................

..............................................................................................................................

**Zahnschemata**
→ *Behandlungs-assistenz, S. 84*

**35** Benennen Sie die folgenden Zähne, deren Lage und das angewandte Zahnschema. Gehen Sie wie in dem Beispiel vor.

| | Zahn | Lage | Zahnschema |
|---|---|---|---|
| Beispiel | 41 | erster Schneidezahn im Unterkiefer rechts | FDI-Zahnschema |
| a) | 27 | .................................... | .................................... |
| b) | ⌊4 | .................................... | .................................... |
| c) | ⌈III | .................................... | .................................... |
| d) | 13 | .................................... | .................................... |
| e) | +05 | .................................... | .................................... |
| f) | 53 | .................................... | .................................... |
| g) | 8– | .................................... | .................................... |

**36** Welcher der folgenden Fachbegriffe bedeutet „kleine Einziehung“?

☒

**a** Tuberkulum ☐

**b** Fissur ☐

**c** Foramen caecum ☐

**d** Cervix dentis ☐

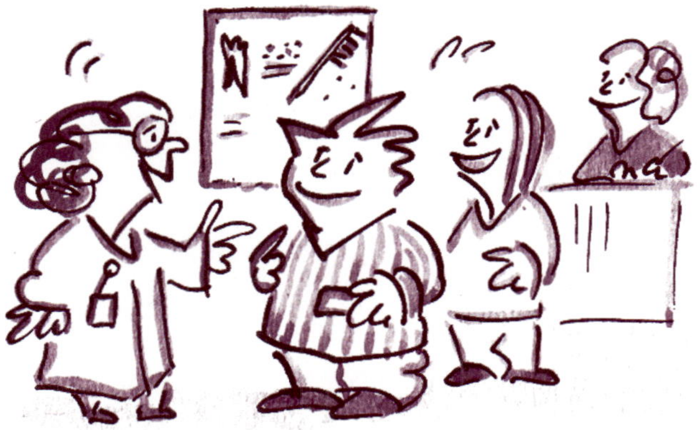

**37** Vervollständigen Sie die Lage-, Richtungs- und Flächenbezeichnungen in der Tabelle.

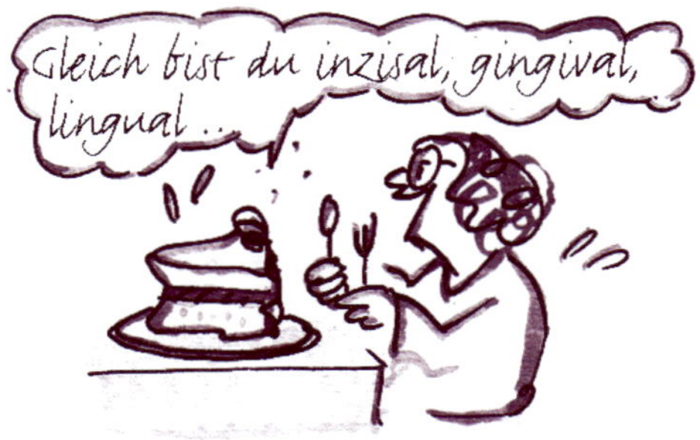


| | |
|---|---|
| apikal | an der Wurzelspitze |
| bukkal | zur Wange hin |
| vestibulär | zum Mundvorhof hin |
| lingual | zur Zunge hin |
| approximal | zum Nachbarzahn hin |
| mesial | zur Mitte des Zahnbogens hin |
| koronal | an der Zahnkrone |
| distal | von der Mitte des Zahnbogens weg |
| interdental | zwischen den Zähnen |
| inzisal | zur Schneidekante hin |
| zervikal | am Zahnhals |
| Palatinal | zum Gaumen hin |
| labial | zur Lippe hin |
| okklusal | auf der Kaufläche |
| gingival | am Zahnfleisch |
| radikulär | an der Wurzel |

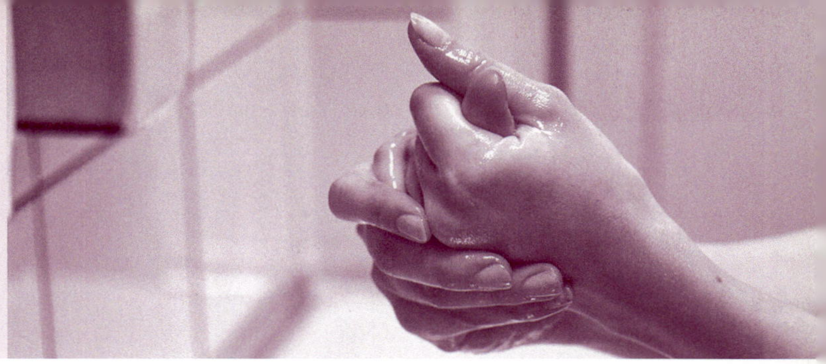

# 3 Praxishygiene organisieren

**1** Im Bereich der Praxishygiene und der medizinischen Mikrobiologie werden zahlreiche Fachbegriffe verwendet.
Ordnen Sie den Fachbegriffen die jeweils richtige Erklärung zu.

| | |
|---|---|
| 1. Hygiene | a) krank machende Wirkung eines Erregers |
| 2. Virulenz | b) Verunreinigung |
| 3. Symbiose | c) Lehre von der Erhaltung und Förderung der Gesundheit |
| 4. Kontamination | d) Zusammenleben zweier Lebewesen zum gegenseitigen Nutzen |

**2** Welche Aussagen zu den Mikroorganismen sind **richtig**?
☒☒☒

- **a** Bazillen sind stäbchenförmige Bakterien. ☐
- **b** Viren können widerstandsfähige Sporen bilden. ☐
- **c** Apathogene Mikroorganismen rufen Krankheiten hervor. ☐
- **d** Aerobe Bakterien benötigen Sauerstoff zum Leben. ☐
- **e** Protozoen werden als tierische Einzeller bezeichnet. ☐

**3** Nennen Sie die vier Gruppen, in die man die Mikroorganismen einteilt.

..........

..........

..........

..........

**4** Benennen Sie die in der Abbildung bezeichneten Anteile eines Bakteriums.

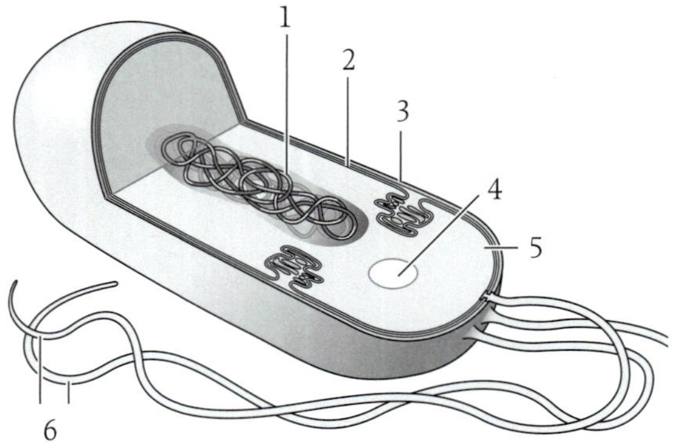


1 ..........

2 ..........

3 ..........

4 ..........

5 ..........

6 ..........

**5** Bakterien können nach ihrer äußeren Form und der Anordnung unter dem Mikroskop unterschieden werden.
Benennen Sie die dargestellten Bakterienarten.

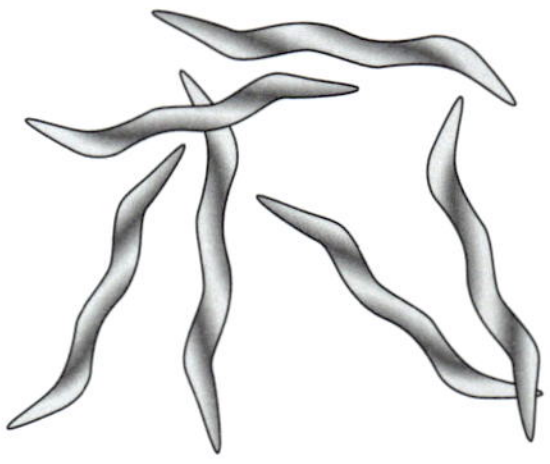

..........

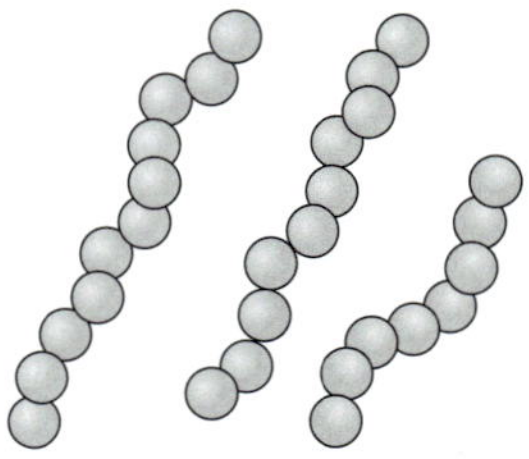

..........

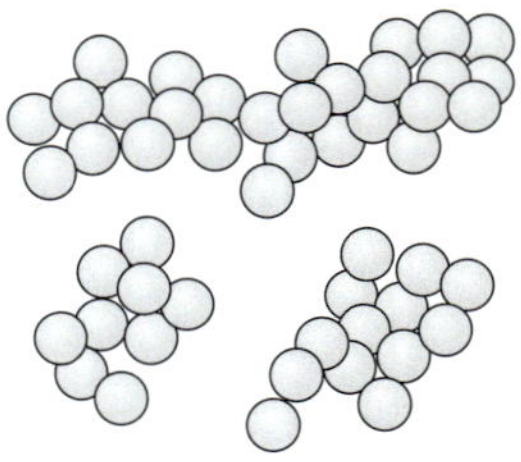

..........

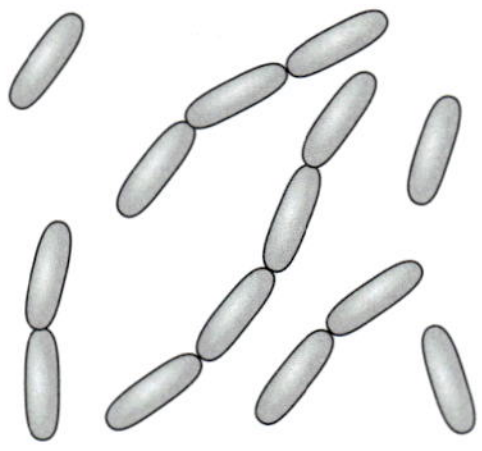

Bazillen

**6** Welche Aussagen zu den Viren sind **richtig**?

**a** Viren sind aerobe Mikroorganismen. ☐

**b** Viren vermehren sich in Wirtszellen. ☐

**c** Viren sind unter dem Lichtmikroskop sichtbar. ☐

**d** Die Hülle um die Erbsubstanz eines Virus wird als Kapsid bezeichnet. ☐

**e** Viren besitzen einen eigenen Stoffwechsel. ☐

**7** Benennen Sie die in der Abbildung bezeichneten Anteile eines Virus.

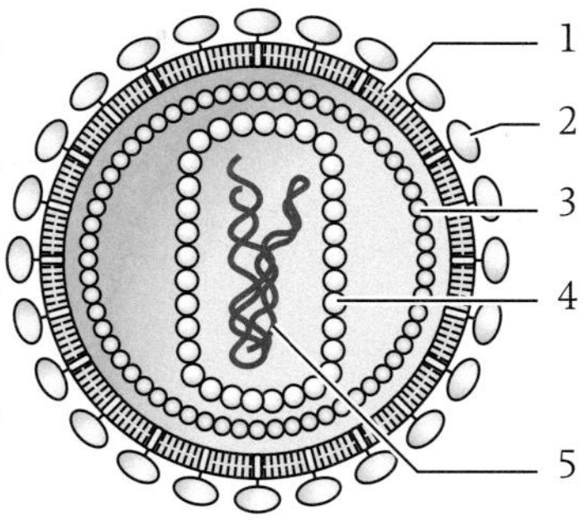


1 ..................................................

2 ..................................................

3 ..................................................

4 ..................................................

5 ..................................................

**8** Beschreiben Sie in Stichpunkten den Verlauf einer Virusvermehrung.

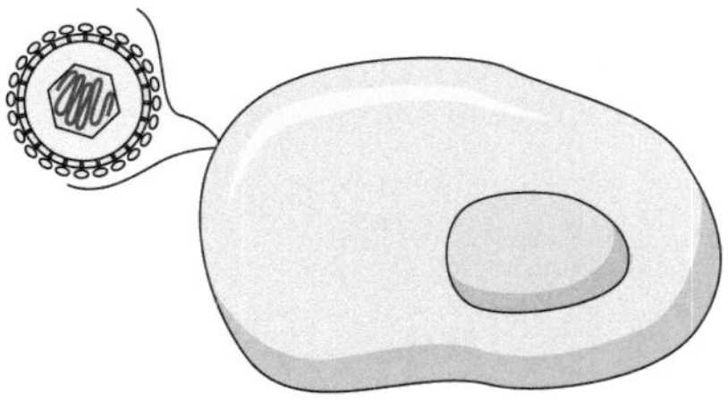

..................................................

..................................................

..................................................

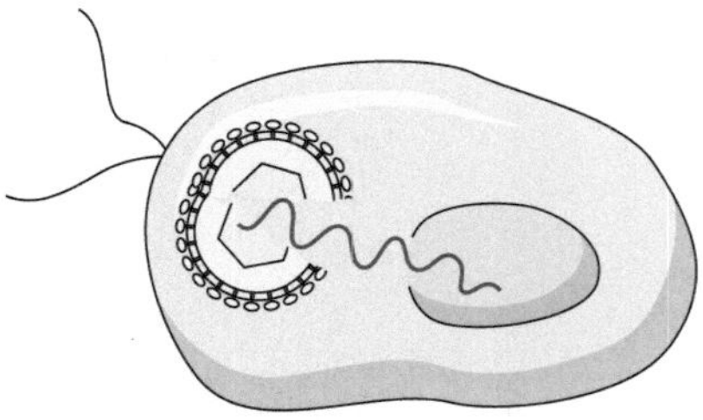

..................................................

..................................................

..................................................

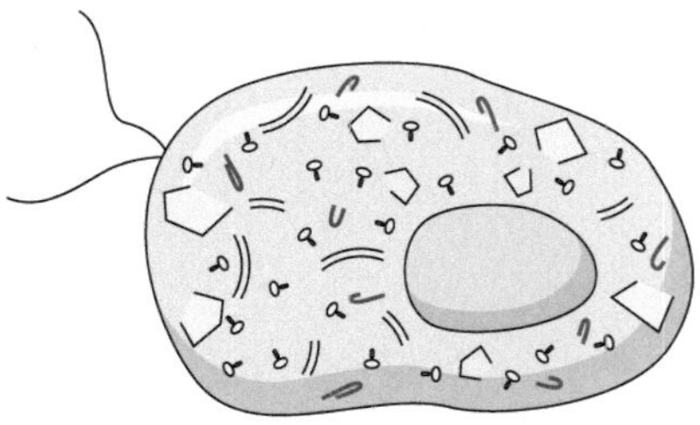

..................................................

..................................................

..................................................

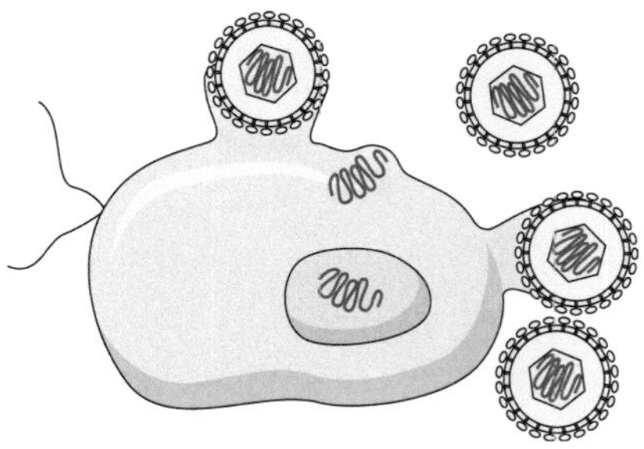

..................................................

..................................................

..................................................

**9** Welche Aussage zu den Erregern von Infektionskrankheiten ist **richtig**?

☒

**a** Tuberkulose wird durch Viren hervorgerufen. ☐

**b** Soor ist eine bakterielle Infektion. ☐

**c** Toxoplasmose ist eine Pilzinfektion. ☐

**d** Karies ist eine bakterielle Infektion. ☐

**10** Infektionskrankheiten können mit verschiedenen Medikamenten behandelt werden. Ordnen Sie den verschiedenen Infektionen die jeweils richtige Medikamentengruppe zu.

| | |
|---|---|
| 1. Pilzinfektion | a) Virustatika |
| 2. Virusinfektion | b) Antibiotika |
| 3. bakterielle Infektion | c) Antimykotika |

**11** Nennen Sie Infektionsquellen in der zahnärztlichen Praxis.

..........

..........

**12** Nennen Sie vier wichtige Infektionswege und beschreiben Sie, wie jeweils die Erreger in den Organismus des infizierten Menschen gelangen.

| **Infektionsweg** | **Übertragungsart** |
|---|---|
| *1* .......... | *a.* .......... |
| | *b.* .......... |
| | .......... |
| *2* .......... | .......... |
| *3* .......... | *a.* .......... |
| .......... | *b.* .......... |
| | .......... |
| *4* .......... | .......... |
| .......... | .......... |

**13** Welche Aussage zum Verlauf von Infektionskrankheiten ist **richtig**?
☒

**a** Akute Infektionserkrankungen entwickeln sich langsam und verlaufen wenig heftig. ☐

**b** Chronische Infektionserkrankungen verlaufen heftig und sind kurz dauernd. ☐

**c** Akute Infektionserkrankungen treten plötzlich auf und verlaufen über einen langen Zeitraum. ☐

**d** Chronische Infektionserkrankungen entwickeln sich langsam und bestehen über einen langen Zeitraum. ☐

**14** Der Verlauf einer Infektionskrankheit kann in verschiedene Abschnitte unterteilt werden. Ordnen Sie den Fachbegriffen die jeweils richtige Erklärung zu.

| | |
|---|---|
| 1. Infektion | a) Genesungsphase |
| 2. Inkubationszeit | b) Auftreten von spezifischen und/oder unspezifischen Symptomen |
| 3. Infektionskrankheit | c) Eindringen der Krankheitserreger in den Organismus und Vermehrung |
| 4. Rekonvaleszenz | d) Zeit zwischen der Infektion und dem Auftreten der ersten Symptome |

**15** Welche Aussagen zu den Infektionskrankheiten sind **richtig**?
☒☒☒

**a** Soor ist eine Mykose und wird mit Antibiotika behandelt. ☐

**b** Bei einer Influenza gelangen die Erreger über eine Tröpfcheninfektion oder eine Kontaktinfektion in den Organismus des Erkrankten. ☐

**c** Bei einer chronischen Hepatitis C bestehen die Symptome nur für wenige Wochen. ☐

**d** HI-Viren vermehren sich in T-Helferzellen und schwächen daher das Immunsystem. ☐

**e** Ein spezifisches Symptom der Virushepatitis ist der Ikterus. ☐

**16** Sie unterhalten sich mit einer anderen Auszubildenden über die Impfungen, die in Ihrem Impfausweis vermerkt sind.
Gegen welche Infektionskrankheiten kann sich eine ZFA durch eine Impfung schützen?
☒☒

**a** Scharlach ☐

**b** Hepatitis C ☐

**c** Hepatitis B ☐

**d** Tetanus ☐

**17** Die aktive und die passive Impfung unterscheiden sich in Bezug auf den Impfstoff, das Wirkprinzip sowie den Beginn und die Dauer der Schutzwirkung.
Ergänzen Sie in Stichpunkten die unten stehende Gegenüberstellung beider Impfverfahren am Beispiel der Impfung gegen Tetanus.

| | Aktive Impfung | Passive Impfung |
|---|---|---|
| Impfstoff | | |
| Wirkprinzip | | |
| Beginn der Schutzwirkung | | |
| Dauer der Schutzwirkung | | |

**18** Erklären Sie den Begriff „Simultanimpfung“.

..........

..........

**Postexpositionsprophylaxe**
*→ Behandlungsassistenz, S. 102*

**19** Während und nach der Patientenbehandlung besteht durch den Umgang mit spitzen oder scharfen Instrumenten ein erhöhtes Verletzungsrisiko.
Erläutern Sie den Begriff „Postexpositionsprophylaxe“ und nennen Sie die dabei durchzuführenden Maßnahmen.

..........

..........

..........

..........

..........

..........

..........

**20** Welche Aussagen zur Desinfektion sind **richtig**?

☒☒

a Durch eine Desinfektion werden alle Keime abgetötet. ☐

b Bei der chemischen Desinfektion muss die Konzentration des Desinfektionsmittels und die Einwirkzeit beachtet werden. ☐

c Nach der Sterilisation erfolgt bei chirurgischen Instrumenten eine chemische Desinfektion. ☐

d Die Dampfdesinfektion ist ein chemisches Desinfektionsverfahren. ☐

e Im Thermodesinfektor wird das Wasser für mindestens zehn Minuten auf 93 °C aufgeheizt. ☐

**21** Chemische Desinfektionsmittel können verschiedene Eigenschaften besitzen. Ordnen Sie den Fachbegriffen die jeweils richtige Erklärung zu.

| | |
|---|---|
| 1. bakterizid | a) Pilze abtötend |
| 2. tuberkulozid | b) Viren inaktivierend |
| 3. fungizid | c) Tuberkelbakterien abtötend |
| 4. viruzid | d) Bakterien abtötend |

**22** Ihre Kollegin erklärt Ihnen die Aufbereitung kontaminierter Instrumente. Welche Aussagen zum Thermodesinfektor sind **richtig**?

☒☒

a Der Thermodesinfektor eignet sich nur für Instrumente aus Edelstahl. ☐

b Ein Thermodesinfektor reinigt und desinfiziert die Instrumente. ☐

c Vor dem Beladen des Thermodesinfektors werden die Instrumente verpackt. ☐

d Ein Thermodesinfektor desinfiziert bei 2 bar und einer Temperatur von 121 °C. ☐

e Durch spezielle Adapter werden auch Hohlkörper effizient gereinigt und desinfiziert. ☐

**23** Erklären Sie den Begriff „Sterilisation“ und erläutern Sie, bei welchem Druck und bei welchen Temperaturen die Sterilisation im Autoklav erfolgt.

............................................................

............................................................

............................................................

............................................................

**24** Benennen Sie die in der Abbildung bezeichneten Arbeitsphasen eines Dampfsterilisators.

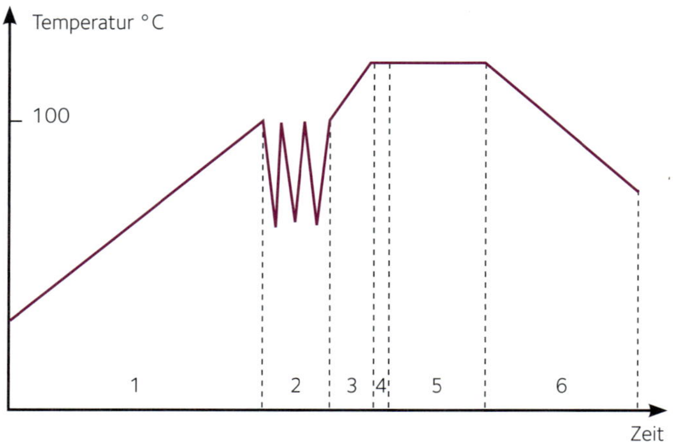


1 ..............................

2 ..............................

3 ..............................

4 ..............................

5 ..............................

6 ..............................

**25** Welche Gesetze dienen dem Schutz vor Infektionskrankheiten?
☒☒☒

- **a** Infektionsschutzgesetz ☐
- **b** Unfallgesetz ☐
- **c** Röntgenverordnung ☐
- **d** Biostoffverordnung ☐
- **e** Medizinproduktegesetz und Medizinproduktebetreiberverordnung ☐

**26** In jeder Zahnarztpraxis ist ein Hygieneplan ausgehängt. Beschreiben Sie seine Aufgabe und seinen Inhalt.

..............................

..............................

..............................

..............................

**27** Sie unterhalten sich mit einer anderen Auszubildenden darüber, dass in Ihrer Ausbildungspraxis die Kolleginnen häufig die Hände reinigen. Wann ist diese Maßnahme erforderlich?
☒☒☒☒

**Händehygiene**
→ *Behandlungsassistenz, S. 110*

- **a** zu Arbeitsbeginn und nach Arbeitsende ☐
- **b** nach Handschuhwechsel ☐
- **d** bei sichtbarer Verschmutzung ☐
- **e** vor dem Essen ☐
- **f** vor jeder Behandlungsassistenz ☐
- **g** nach der Toilettenbenutzung ☐

**28** Welche Aussagen treffen in Bezug auf Hygienemaßnahmen bei konservierenden Behandlungen zu?

**a** Eine Reinigung der Hände vor der Arbeitsplatzvorbereitung ist ausreichend. ☒

**b** Vor und nach der Behandlungsassistenz ist eine hygienische Händedesinfektion erforderlich. ☒

**c** Es müssen sterile Handschuhe zum Einsatz kommen. ☐

**d** Bei Handschuhwechsel ist eine hygienische Händedesinfektion erforderlich. ☐

**e** Beschädigte Handschuhe sind sofort zu wechseln. ☒

**29** Das Tragen steriler Handschuhe ist bei chirurgischen Behandlungen erforderlich. Bringen Sie das An- und Ausziehen steriler Handschuhe in die richtige Reihenfolge, indem Sie die Buchstaben a bis d für das Anziehen und e bis h für das Ausziehen eintragen.

c  d  a  b

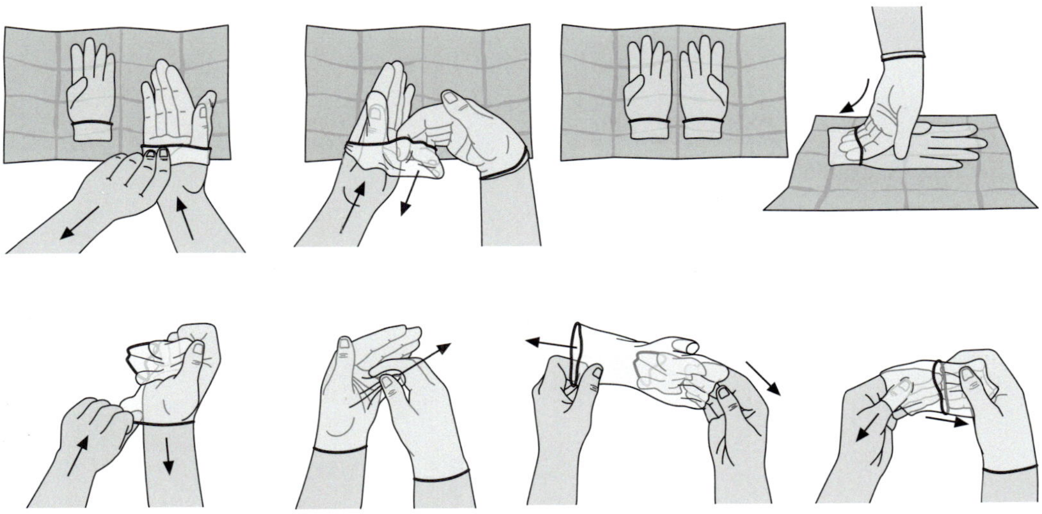

f  e  h  g

**30** Ordnen Sie den Fachbegriffen aus dem Bereich Praxishygiene die jeweils richtige Erklärung zu.

| | |
|---|---|
| 1. pathogen | a) Inaktivierung von krank machenden Mikroorganismen |
| 2. Aerosol | b) Abtötung aller Mikroorganismen |
| 3. Desinfektion | c) in Luft gelöster, feiner Sprühnebel |
| 4. Sterilisation | d) Verunreinigung, Verseuchung |
| 5. Kontamination | e) potenziell krank machend |

**31** Die Mitarbeiter in einer Zahnarztpraxis benötigen eine persönliche Schutzausrüstung. Nennen Sie die Funktion der PSA und geben Sie deren Bestandteile an.

**32** Definieren Sie den Aufbereitungszyklus von Medizinprodukten.

**33** Nennen Sie die Schritte des Aufbereitungszyklus.

**34** Nach den RKI-Richtlinien erfolgt die Aufbereitung von Instrumenten entsprechend ihrer Risikobewertung und Einstufung. Ordnen Sie die Einstufungen den Risikobewertungen zu.

| | |
|---|---|
| 1. unkritisch | a) Kontakt mit Schleimhaut oder krankhaft veränderter Haut, mit Hohlkörpern oder schwer zu reinigenden Stellen |
| 2. semikritisch A | b) lediglich Kontakt mit intakter Haut |
| 3. semikritisch B | c) Durchdringung von Haut oder Schleimhaut, Kontakt mit Blut oder inneren Geweben ohne Hohlkörper oder schwer zu reinigende Stellen |
| 4. kritisch A | d) Durchdringung von Haut oder Schleimhaut, Kontakt mit Blut oder inneren Geweben mit Hohlkörpern oder schwer zu reinigenden Stellen |
| 5. kritisch B | e) Kontakt mit Schleimhaut oder krankhaft veränderter Haut, ohne Hohlkörper |

**35** Nennen Sie für jede Risikoeinstufung mindestens drei Instrumente.

unkritisch ..............................

..............................

semikritisch A ..............................

..............................

..............................

semikritisch B ..............................

..............................

kritisch A ..............................

..............................

kritisch B ..............................

..............................

**36** Beschreiben Sie den Aufbereitungszyklus von Übertragungsinstrumenten nach einer konservierenden Behandlung, wenn in der Praxis ein validierter Thermodesinfektor (RDG) vorhanden ist.

..........

..........

..........

..........

..........

..........

..........

..........

..........

**37** Wie werden kontaminierte Instrumente der Einstufung „kritisch B" aufbereitet?

**a** Eine Reinigung und Desinfektion in einem validierten RDG ist ausreichend. ☐

**b** Für die Aufbereitung sind sterile Handschuhe erforderlich. ☐

**c** Die Instrumente werden in einem validierten RDG gereinigt und desinfiziert, dann verpackt und in einem Autoklav sterilisiert. ☐

**d** Die Verpackung ist mit Angaben zu Inhalt, Sterilisationsverfahren, Sterilisierdatum und max. Lagerdauer zu kennzeichnen. ☐

**e** Für die Aufbereitung im Autoklav wird eine Helix beigelegt. ☐

**f** Die verpackten Instrumente sind auf den Trays so zu lagern, dass der Dampf auch die engen Hohlkörper durchdringen kann. ☐

**g** Eine Freigabe ist durch eine Gerätevalidierung des Autoklaven nicht erforderlich. ☐

**38** Ordnen Sie die Abfallarten den erforderlichen Entsorgungsmöglichkeiten zu.

| | |
|---|---|
| 1. spitze und scharfe Abfälle | a) feuchtigkeitsbeständige Abfallentsorgung zusammen mit dem Praxismüll |
| 2. Behandlungsabfälle | b) Entsorgung über einen Entsorgungsnachweis |
| 3. Röntgenchemikalien, Amalgamabfälle | c) Entsorgung wie in Privathaushalten |
| 4. Papier, Glas, Kunststoffe, Metalle | d) Sammeln in durchstichsicheren Behältern |

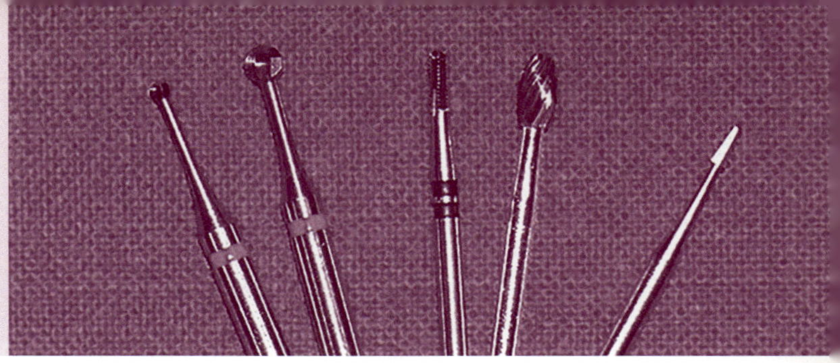

# 4 Kariestherapie begleiten

**1** Der Zahn des Menschen besteht hauptsächlich aus Dentin. Erklären Sie, wann die drei folgenden Dentinarten angelegt werden.

| | |
|---|---|
| Primärdentin | |
| Sekundärdentin | |
| Tertiärdentin | |

**2** Welche Aussagen zum Dentin sind **richtig**?

☒ ☒

**a** Odontoblasten liegen in der äußersten Schicht der Pulpa. ☐

**b** Odontoblastenfortsätze ziehen bis in den Zahnschmelz hinein. ☐

**c** Dentin kann ein Leben lang gebildet werden. ☐

**d** Ameloblasten sind Dentin bildende Zellen. ☐

**3** Der Zahnschmelz ist die formgebende Substanz der natürlichen Zahnkrone. Welche Aussage zum Zahnschmelz ist **falsch**?

☒

**a** Zahnschmelz ist die härteste Substanz des Körpers. ☐

**b** Zahnschmelz ist im Bereich der Kauflächen dicker als im Zahnhalsbereich. ☐

**c** Zahnschmelz wird ein Leben lang gebildet. ☐

**d** In den Zahnschmelz werden nach dem Zahndurchbruch Mineralien eingelagert. ☐

**4** Das Wurzelzement bildet die äußerste Schicht der Zahnwurzel.
Welche Aussagen zum Wurzelzement sind **richtig**?
☒ ☒ ☒

- **a** Wurzelzement ist ein Teil des Zahnhalteapparates. ☐
- **b** Wurzelzement wird wie der menschliche Knochen über Blutgefäße versorgt. ☐
- **c** Wurzelzement wird nur vor dem Zahndurchbruch gebildet. ☐
- **d** Wurzelzement ist am Zahnhals dünner als an der Wurzelspitze. ☐
- **e** Wurzelzement wird von Zementoblasten gebildet. ☐

**Histologischer Zahnaufbau**
→ *Behandlungsassistenz, S. 126*

**5** Stellen Sie den drei Hartsubstanzen des Zahnes die Zellen gegenüber, von denen die Hartsubstanzen gebildet werden.

..............................................................................................................

..............................................................................................................

..............................................................................................................

**6** Welche Hartsubstanzen können ein Leben lang gebildet werden?

..............................................................................................................

..............................................................................................................

**7** Vervollständigen Sie folgende Tabelle zu den Durchbruchszeiten der Milchzähne.

| Durchbrechende Zähne | Alter in Monaten |
|---|---|
| 71, 81 | .................... |
| .................... | 8–10 Monate |
| 52, 62, 72, 82 | .................... |
| .................... | 14–18 Monate |
| .................... | 18–24 Monate |
| 55, 65, 75, 85 | .................... |

**8** Beim Zahndurchbruch der beiden Dentitionen gelten bestimmte Gesetzmäßigkeiten. Verbinden Sie mit Pfeilen die Aussagen, die zusammengehören.

| | |
|---|---|
| 1. erste durchbrechende Milchzähne | a) 12-Jahr-Molaren, 17 und 27 |
| 2. erste durchbrechende bleibende Zähne | b) noch nicht abgeschlossen |
| 3. bleibende Zähne, die im Alter von 12 Jahren durchbrechen | c) untere mittlere Schneidezähne |
| 4. vollständiges Milchgebiss | d) 6-Jahr-Molaren, 36 und 46 |
| 5. Wurzelwachstum beim Zahndurchbruch | e) im Alter von 2,5 bis 3 Jahren |

**9** Beim Zahnwechsel ab dem sechsten Lebensjahr brechen Ersatzzähne und Zuwachszähne durch. Erläutern Sie den Unterschied zwischen einem Ersatzzahn und einem Zuwachszahn.

.........................................................................................................

.........................................................................................................

.........................................................................................................

**10** Die Zahnärztin erhebt zu Beginn einer Behandlung einen zahnmedizinischen Befund. Was gehört zur dieser Befunderhebung?

.........................................................................................................

.........................................................................................................

**Befunderhebung**
→ *Behandlungsassistenz, S. 132*

**11** Im Rahmen der Befunderhebung werden unterschiedliche Untersuchungen durchgeführt. Verbinden Sie mit Pfeilen die lateinischen Begriffe der Untersuchungsmethoden mit den jeweiligen deutschen Bedeutungen.

| | |
|---|---|
| 1. Auskultation | a) Tasten |
| 2. Palpation | b) Beklopfen |
| 3. Inspektion | c) Abhören |
| 4. Perkussion | d) Betrachten |

**12** Welche Untersuchungsmethoden gehören **nicht** zu einer intraoralen Befunderhebung?

☒ ☒

- **a** Palpation der Kaumuskulatur ☐
- **b** Erfassung des Lockerungsgrades der Zähne ☐
- **c** Inspektion der Schleimhaut, der Mundhöhle, des Rachens, der Lippen ☐
- **d** Auskultation der Kiefergelenke ☐

**Kariesentstehung**
→ *Behandlungsassistenz, S. 134*

**13** Die Theorie von Miller beschreibt den Ablauf der Entstehung von Karies.
Erklären Sie die einzelnen Phasen der Kariesentstehung.

*1* ..............................

*2* ..............................

*3* ..............................

*4* ..............................

**14** Plaque ist ein zäher Zahnbelag, der nicht mehr abspülbar ist.
Nennen Sie die Zusammensetzung von Plaque.

..............................

..............................

..............................

..............................

**15** Welche Aussagen sind **richtig**?

☒ ☒ ☒

- **a** Die Anzahl der Bakterien im Mund ist bei jedem Menschen gleich. ☐
- **b** Streptococcus mutans zählt zu den kariogenen Bakterien. ☐
- **c** Streptococcus mutans gehört zur normalen Mundflora. ☐
- **d** Kariogene Bakterien sind säurebildend. ☐
- **e** Bakterien verstoffwechseln Kohlenhydrate zu Säure. ☐

**16** Es gibt Faktoren, die eine Entstehung von Karies beschleunigen oder verlangsamen. Welche Aussagen zu diesen Sekundärfaktoren sind **richtig**?
☒☒

**a** Speichel besitzt eine antibakterielle Wirkung. ☐

**b** An Zähnen mit tiefen Fissuren kann sich weniger Plaque ansammeln. ☐

**c** Wer morgens und abends Zähne putzt, ist kariesanfälliger als Personen, die morgens und mittags ihre Zähne putzen. ☐

**d** Die häufige Aufnahme säurehaltiger Nahrungsmittel erhöht das Kariesrisiko. ☐

**17** Auf der Zahnoberfläche findet ein ständiger Austausch von Mineralien statt. Erklären Sie in diesem Zusammenhang die Begriffe „Demineralisation“ und „Remineralisation“.

| | |
|---|---|
| Demineralisation | ........................................<br>........................................<br>........................................ |
| Remineralisation | ........................................<br>........................................<br>........................................ |

**18** Welche Angaben zum Speichel sind **falsch**?
☒☒

**a** Speichel kann Plaque von den Zähnen spülen. ☐

**b** Speichel kann Säuren neutralisieren. ☐

**c** Speichel kann dem Zahn entnommene Mineralien zurückgeben. ☐

**d** Speichel kann eine Demineralisation am Zahn verursachen. ☐

**19** Erklären Sie kurz die folgenden Begriffe.

*Erosion:* ........................................

*Sekundärkaries:* ........................................

........................................

*Polymerisation:* ........................................

*Retention:* ........................................

**20** Das individuelle Kariesrisiko kann durch fördernde oder hemmende Faktoren beeinflusst werden. Verbinden Sie mit Pfeilen, was zusammengehört.

1. kariesfördernde Faktoren
2. karieshemmende Faktoren

a) falsche Mundhygiene
b) geringer Speichelfluss
c) kariesbewusste Ernährung
d) Fluoridierungsmaßnahmen
e) Mundatmung
f) regelmäßige Zahnarztbesuche

**21** Beschriften Sie die folgende Abbildung des Kariesverlaufs an der Zahnkrone mit den Fachbegriffen und ihrer Übersetzung.

1 Initialkaries

2 Schmelzkaries

3 Dentinkaries

4 tiefe Dentinkaries

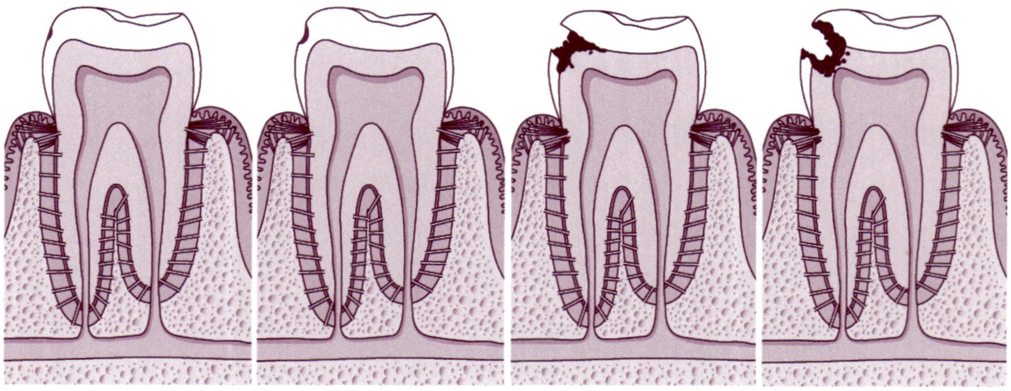

1 2 3 4

**22** Zur Diagnostik von Karies können spezielle Untersuchungsmethoden angewandt werden. Nennen Sie fünf Methoden.

**Kariesdiagnostik**
→ *Behandlungsassistenz, S. 143*

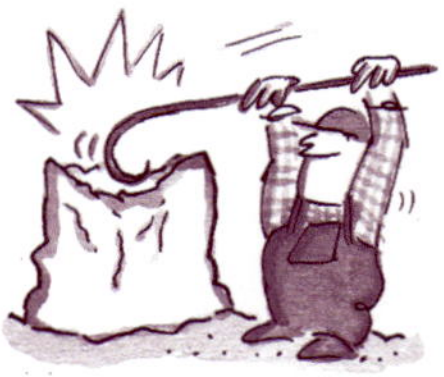

**23** Welche Aussagen zu den zahnmedizinischen Untersuchungsmethoden sind **richtig**?
☒☒

**a** Auf einem Röntgenbild ist Karies heller dargestellt als andere Zahnsubstanzen. ☐

**b** Bei der Laserfluoreszenzmessung leuchtet Karies stärker auf als normale Zahnhartsubstanzen. ☐

**c** Mit einem Kariesdetektor kann Karies angefärbt werden. ☐

**d** Wird bei der Sondierung eine Verhärtung ertastet, deutet dies auf eine Karies hin. ☐

**24** Mit dem internationalen DMF-T/DMF-S-Index wird das individuelle Kariesrisiko eines Patienten beurteilt. Welche drei Aussagen können mit der Erhebung des Index getroffen werden?

*1* ........................................

*2* ........................................

*3* ........................................

**25** Plastische Füllmaterialien werden in formbarem Zustand in die Kavität eingebracht. Geben Sie vier Materialgruppen an.

........................................

**26** Zemente können in der Füllungstherapie vielseitig verwendet werden. Nennen Sie fünf Anwendungsmöglichkeiten.

........................................

........................................

........................................

**27** Welche Aussagen zu Glasionomerzement sind **richtig**?
☒☒☒

**Glasionomerzement**
*→ Behandlungsassistenz, S. 153*

**a** Der Vorgang der Aushärtung ist lichtempfindlich. ☐

**b** Es handelt sich um den einzigen Zement, der als definitives Füllungsmaterial verwendet werden kann. ☐

**c** Glasionomerzemente besitzen eine hohe Kantenfestigkeit. ☐

**d** Glasionomerzement ist besonders für Zahnhalsfüllungen geeignet. ☐

**e** Die vollständige Aushärtung einer Füllung dauert etwa 24 Stunden. ☐

**28** Glasionomerzemente besitzen aufgrund ihrer positiven Eigenschaften ein großes Einsatzgebiet. Nennen Sie drei Vorteile dieses Füllmaterials.

*1* ..........

*2* ..........

*3* ..........

**29** Kompositmaterialien gehören zu den zahnfarbenen plastischen Füllmaterialien. Kennzeichnen Sie die **richtigen** Aussagen.

☒☒☒

- **a** Komposite sind eine Mischung aus Kunststoffverbindungen und Füllstoffen. ☐
- **b** Komposite haben eine glatte Oberfläche und sind gut polierbar. ☐
- **c** Chemisch härtende Komposite werden aus Basis und Härter angemischt. ☐
- **d** Komposite werden durch Luftzufuhr ausgehärtet. ☐
- **e** Den Vorgang der Materialaushärtung bezeichnet man als Polymerisation. ☐

**30** Lichthärtende Komposite müssen mit einer Schichttechnik aufgetragen und ausgehärtet werden. Geben Sie zwei Gründe für diese Vorgehensweise an.

*1* ..........

..........

*2* ..........

..........

**Adhäsiv**
→ *Behandlungsassistenz, S. 149*

**31** Erklären Sie die Funktion von Adhäsiven.

..........

..........

..........

**Adhäsivtechnik**
→ *Behandlungsassistenz, S. 149*

**32** Nennen Sie die drei unterschiedlichen Adhäsivsysteme, bei deren Anwendung mehrere Arbeitsschritte miteinander verbunden sind.

..........

..........

..........

**33** Welche Erklärung gehört zu welchem Komposit? Ordnen Sie zu.

| | |
|---|---|
| 1. Ätzgel | a) wasserabweisend |
| 2. Schmelzkonditionierung | b) Schmelzadhäsiv, dünnfließender Kunststoff |
| 3. hydrophobes Kompositmaterial | c) Phosphorsäure zum Aufrauen der Schmelz-/Dentinoberfläche |
| 4. Primer | d) Anätzen des Schmelzes |
| 5. Bonding | e) hydrophiler Dentinhaftvermittler, Verbundschicht zwischen Dentin und Adhäsiv |

**34** Eine gute Haftung zwischen Kompositmaterial und Zahnschmelz wird durch die Schmelz-Ätz-Technik erreicht. Bringen Sie die ersten Arbeitsschritte bis zum Einbringen des Schmelzadhäsivs in die richtige Reihenfolge, indem Sie die Ziffern 1 bis 5 eintragen.

a) Schmelzadhäsiv auftragen und vorsichtig verblasen ☐

b) Zahn gründlich mit Wasser absprühen ☐

c) Kavitätenrand anschrägen ☐

d) Ätzgel auftragen und 30–60 Sekunden einwirken lassen ☐

e) Adhäsiv ca. 20 Sekunden mit der Polymerisationslampe aushärten ☐

**35** Welche Aussagen zum Füllwerkstoff Amalgam sind **richtig**?
☒☒☒

**a** Amalgam ist eine Silber-Zinn-Kupfer-Legierung, die mit Quecksilber vermischt wird. ☐

**b** Beim Umgang mit Amalgam sollten Handschuhe und Mundschutz getragen werden. ☐

**c** Amalgam wird vordosiert in Applikationsspritzen angeboten. ☐

**d** Amalgam härtet bei Körpertemperatur aus. ☐

**e** Amalgam ist mechanisch stark belastbar. ☐

**36** Bringen Sie die folgenden Schritte beim Legen einer Amalgamfüllung in die richtige Reihenfolge, indem Sie die Ziffern 1 bis 5 eintragen.

a) Das Amalgam wird in die Kavität eingebracht und z. B. mit einem Kugel- oder Planstopfer verdichtet. ☐

b) Die Amalgamfüllung wird frühestens nach 24 Stunden poliert. ☐

c) Die Komponenten befinden sich in einer Kapsel und werden in einem Mischgerät angemischt. ☐

d) Die Kaufläche wird mit einem Schnitzinstrument geformt. ☐

e) Das Amalgam wird in ein Gefäß gegeben und daraus mit einer Amalgampistole entnommen. ☐

**37** Einlagefüllungen unterscheiden sich in ihren Ausdehnungen und werden eingeteilt in Inlay, Onlay und Overlay.
Beschreiben Sie jeweils die Ausdehnung der Einlagefüllung.

| Overlay | Inlay | Onlay |
| --- | --- | --- |
| 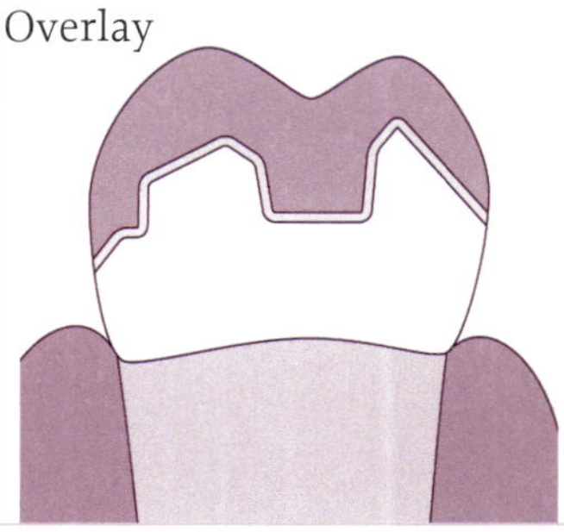 | 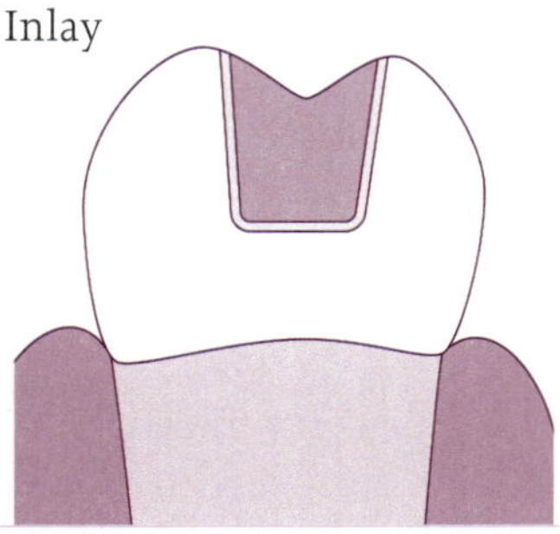 | 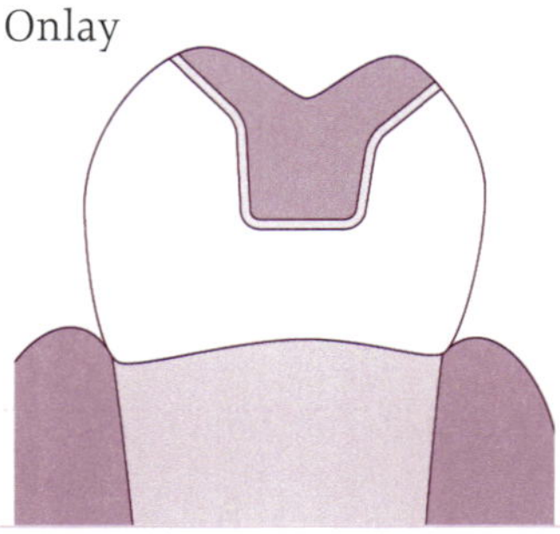 |
| ........................................ | ........................................ | ........................................ |
| ........................................ | ........................................ | ........................................ |

**38** Welche Aussagen zu den Einlagefüllungen sind **richtig**?
☒ ☒ ☒

**a** Einlagefüllungen bestehen aus Metall, Kunststoff oder Keramik. ☐

**b** Einlagefüllungen werden nie mit Zement eingesetzt. ☐

**c** Keramikinlays werden adhäsiv zementiert. ☐

**d** Einlagefüllungen aus Metall werden im indirekten Verfahren hergestellt. ☐

**e** Beim Eingliedern von Inlays entfällt die Okklusions- und Artikulationskontrolle. ☐

**39** Inlays aus Keramik können im direkten Verfahren hergestellt werden.
Beschreiben Sie diese Herstellungsweise.

**Keramikinlay**
→ *Behandlungsassistenz, S. 171*

........................................................................

........................................................................

........................................................................

**40** Nennen Sie zwei Gründe, warum beim Legen einer Füllung das Arbeitsgebiet trockengelegt werden muss.

*1* ........................................................................

*2* ........................................................................

........................................................................

**41** Beschriften Sie die folgende Abbildung mit den Materialien zur absoluten Trockenlegung.

*1* ........................................................................

*2* ........................................................................

*3* ........................................................................

*4* ........................................................................

*5* ........................................................................

*6* Zahnseide

*7* ........................................................................

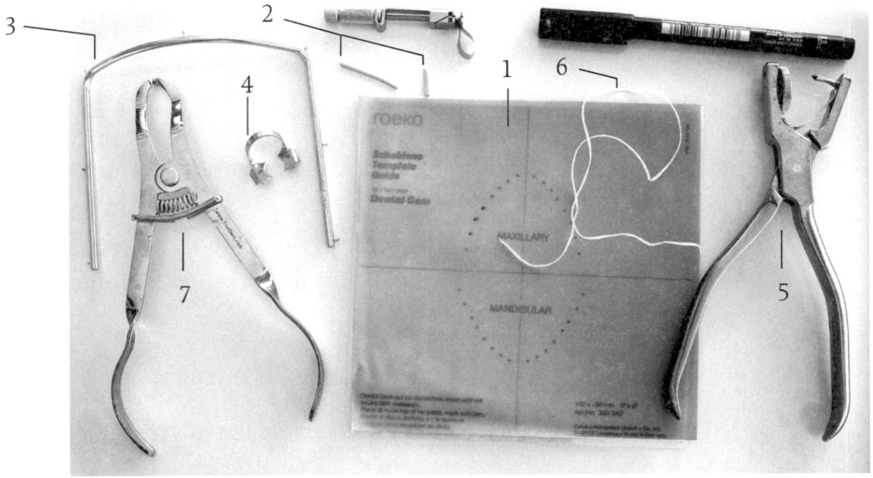

**42** Welche Vorteile hat der Kofferdam bei einer Wurzelkanalbehandlung?

..................................................................................................

..................................................................................................

..................................................................................................

**43** Der amerikanische Zahnarzt Black teilte die Kavitäten in fünf Klassen ein.
Beschreiben Sie in der Tabelle rechts jeweils für die entsprechenden Zähne die Lage der Kavität.

| Black-Klassen | Beschreibung |
|---|---|
| Klasse I 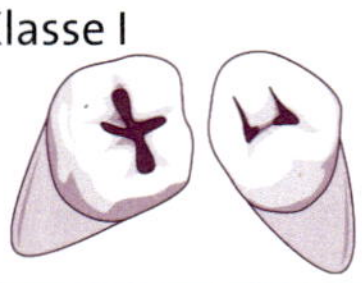 | Fissurenkavität bei Seitenzähne bzw. Kavität des Foramen caecum bei Front |
| Klasse II 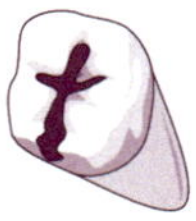 | approximale Kavität bei Seitenzähne |
| Klasse III 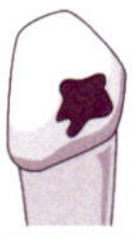 | approximale Kavität bei Frontzähne ohne Beteiligung der Schneide zänne |
| Klasse IV 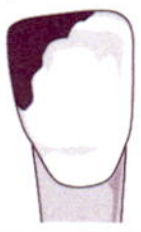 | approximale Kavität bei Frontzähne ohne Beteilung der Schneidezähne |
| Klasse V 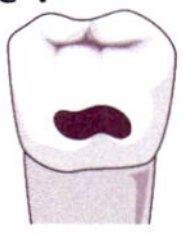 | Zahnhalskavität |

**44** Zur Kavitätenpräparation setzt die Zahnärztin verschiedene Instrumente ein.
Welche Aussagen zu den rotierenden Instrumenten sind **richtig**?
☒ ☒ ☒

- **a** Eine Turbine wird mit einem Elektromotor betrieben. ☐
- **b** Rotierende Instrumente werden in Hand- und Winkelstücke eingesetzt. ☐
- **c** Handstücke werden mit Druckluft betrieben. ☐
- **d** Unterschiedliche Winkelstücke ermöglichen das Arbeiten mit unterschiedlichen Drehzahlen. ☐
- **e** Bei hohen Drehzahlen ist eine Wasserkühlung des rotierenden Instruments nötig. ☐
- **f** Übertragungsinstrumente müssen nach jedem Patienten gereinigt und geölt werden. ☐

**45** Rotierende Instrumente arbeiten mit unterschiedlich hohen Drehzahlen. Beschreiben Sie zu den angegebenen Drehzahlbereichen die entsprechenden Präparationsaufgaben.

hohe Drehzahlen ..........................................

..........................................

mittlere Drehzahlen ..........................................

..........................................

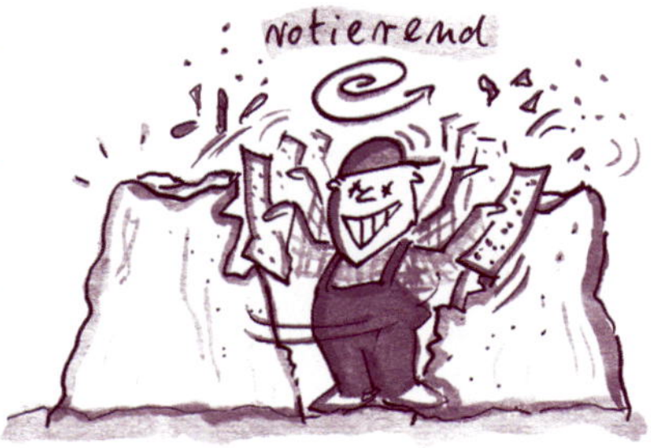


niedrige Drehzahlen ..........................................

**46** Ordnen Sie den folgenden rotierenden Instrumenten die entsprechende Instrumentengruppe zu und geben Sie jeweils ein mögliches Einsatzgebiet an.
Instrumentengruppe: Bohrer = 1, Schleifinstrument = 2, Polierer = 3

**Rotierende Instrumente**
*→ Behandlungsassistenz, S. 164*

| Instrument | Instrumentengruppe | Einsatzgebiet |
|---|---|---|
| Diamantschleifer | 2 | |
| Hartmetallbohrer | 1 | |
| Rosenbohrer | 1 | |
| Bürstchen | | |
| Hartmetallfinierer | | |
| Steinchen | | |

**47** Welche Aussagen zu oszillierenden Instrumenten sind **richtig**?

- **a** Oszillierende Instrumente werden zur Kavitätenpräparation an Approximalflächen genutzt. ☐
- **b** Oszillierende Instrumente präparieren den Zahn durch Drehbewegungen. ☐
- **c** Oszillierende Instrumente führen schwingende Bewegungen aus. ☐
- **d** Oszillierende Instrumente sind nur auf einer Seite diamantiert. ☐
- **e** Die Präparation des Zahnes geht mit oszillierenden Instrumenten schneller als mit rotierenden Instrumenten. ☐

**48** Welche Aussagen zur Be- und Ausarbeitung von Füllungen sind **richtig**?
☒☒

**a** Okklusion und Artikulation werden mit Okklusionsfolie überprüft. ☐

**b** Amalgamfüllungen müssen nicht poliert werden. ☐

**c** Nach dem Einsetzen eines Inlays sollten die Zementüberschüsse nicht entfernt werden. ☐

**d** Parapulpäre Stifte werden häufig bei Kompositfüllungen eingesetzt. ☐

**e** Zum Schluss wird die Füllung poliert. ☐

**49** Welche Aussagen zu Matrizen sind **richtig**?
☒☒

**a** Matrizen werden beim Legen okklusaler Füllungen benutzt. ☐

**b** Mithilfe von Matrizen kann beim Legen einer Füllung die äußere Zahnform wiederhergestellt werden. ☐

**c** Matrizen bestehen aus Kunststoff oder Papier. ☐

**d** Matrizen dienen dem passgenauen Stopfen der Kavität. ☐

**50** Matrizen werden im Interdentalraum meistens mit einem Keil an den Zahn gepresst. Erklären Sie bei den angegebenen Keilarten jeweils deren Funktion.

| | |
|---|---|
| Holzkeile | ........................................<br>........................................ |
| Lichtkeile | ........................................<br>........................................ |

**51** Bei sehr großen Füllungen kann deren Bruchgefahr durch den Einsatz von parapulpären Stiften verringert werden. In der folgenden Abbildung ist dargestellt, wie ein parapulpärer Stift eingebracht wird. Benennen Sie die Schritte a bis e.

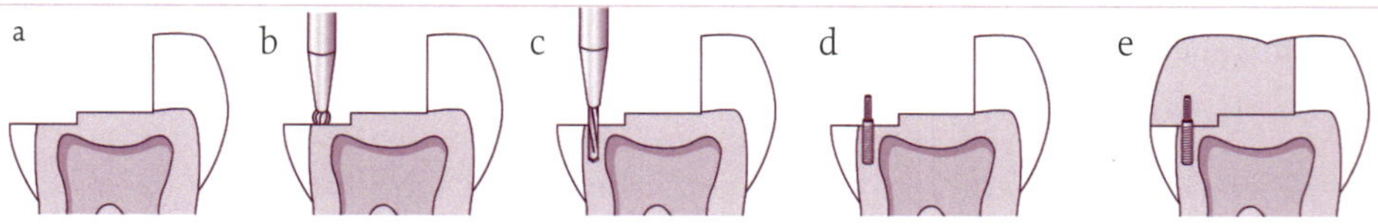


| | |
|---|---|
| *a)* ........................................ | *d)* ........................................ |
| *b)* ........................................ | *e)* ........................................ |
| *c)* ........................................ | ........................................ |

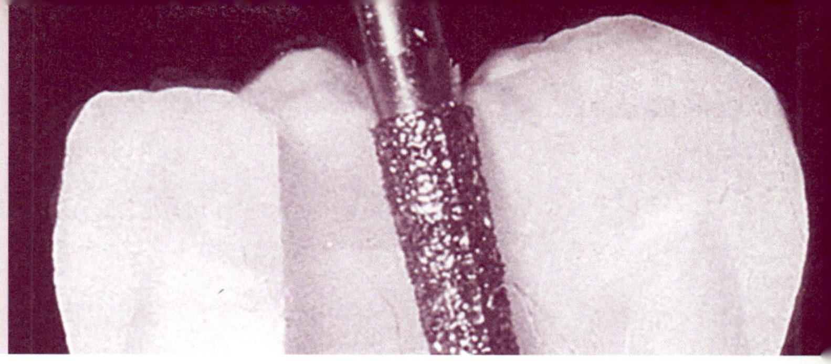

# 5 Endodontische Behandlungen begleiten

**1** Die Endodontie ist ein bedeutendes Teilgebiet der Zahnheilkunde. Definieren Sie diesen zahnmedizinischen Fachbegriff.

..............................................................................................................................

**2** Das Knochengewebe wird ständig neu gebildet.
Nennen Sie die Funktion von Osteoblasten und Osteoklasten.

Osteoblasten ..............................................................................................

Osteoklasten ..............................................................................................

**3** Erklären Sie den Begriff „Periost“ und geben Sie seine Funktion an.

..............................................................................................................................

..............................................................................................................................

..............................................................................................................................

**Periost**
→ *Behandlungsassistenz, S. 175*

**4 a** Der Hirnschädel besteht aus verschiedenen Knochen und umgibt schützend das Gehirn. Ordnen Sie den Fachbegriffen der Schädelknochen des Hirnschädels die jeweils richtige deutsche Bezeichnung zu.

**Schädelknochen**
→ *Behandlungsassistenz, S. 176*

| | |
|---|---|
| 1. Os occipitale | a) Stirnbein |
| 2. Os temporale | b) Scheitelbein |
| 3. Os frontale | c) Keilbein |
| 4. Os sphenoidale | d) Schläfenbein |
| 5. Os parietale | e) Hinterhauptbein |

**4 b** Benennen Sie die in der Abbildung bezeichneten Anteile des Hirnschädels mit den deutschen Fachbegriffen.

1 ..............................

2 ..............................

3 ..............................

4 ..............................

5 ..............................

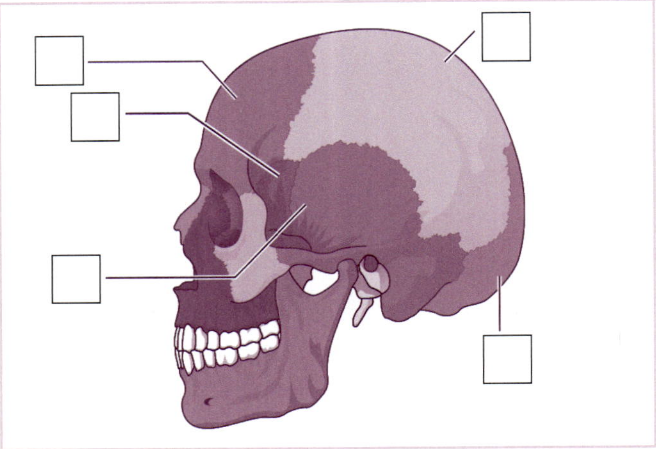

**c** Die Knochen des Gesichtsschädels bilden die Augenhöhlen und die knöcherne Grundlage des Gesichts.
Ordnen Sie den Fachbegriffen der Schädelknochen des Gesichtsschädels die jeweils richtige deutsche Bezeichnung zu.

| | |
|---|---|
| 1. Os zygomaticum | a) Tränenbein |
| 2. Os ethmoidale | b) Unterkiefer |
| 3. Maxilla | c) untere Nasenmuschel |
| 4. Vomer | d) Jochbein |
| 5. Os nasale | e) Gaumenbein |
| 6. Mandibula | f) Siebbein |
| 7. Os palatinum | g) Nasenbein |
| 8. Os lacrimale | h) Oberkiefer |
| 9. Concha nasalis inferior | i) Pflugscharbein |

**d** Benennen Sie die in der Abbildung bezeichneten Anteile des Gesichtsschädels mit den deutschen Fachbegriffen.

1 ..............................

2 ..............................

3 ..............................

4 ..............................

5 ..............................

6 ..............................

7 ..............................

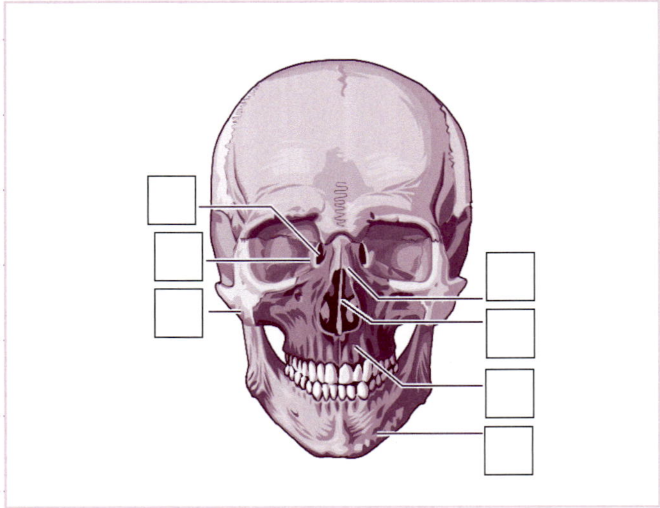

**5** Der Oberkiefer liegt im Zentrum des Mittelgesichtes und ist über Fortsätze (Processus) mit anderen Schädelknochen verbunden. Kennzeichnen Sie die am Oberkiefer befindlichen Processus.

☒☒☒☒

- **a** Processus zygomaticus ☐
- **b** Processus articularis ☐
- **c** Processus frontalis ☐
- **d** Processus alveolaris ☐
- **e** Processus muscularis ☐
- **f** Processus palatinus ☐

**6** Am Oberkiefer und am knöchernen Gaumen (gebildet aus Maxilla und Os palatinum) befinden sich drei Öffnungen (Foramina).
Nennen Sie diese Knochenöffnungen mit den lateinischen Fachbegriffen und beschreiben Sie die Lage dieser drei Knochenöffnungen.

| Foramen | Lage |
|---|---|
| 1 | |
| 2 | |
| 3 | |

**7** Benennen Sie die in der Abbildung bezeichneten Anteile des Unterkiefers mit den deutschen und lateinischen Fachbegriffen.

1 Processus alvelaris
Alveolarfortsatz

2 Processus muscularis
Muskelfortsatz

3 Caput mandibulae
Unterkieferkopf

4 Collum mandibulae

5 Ramus mandibulae
aufsteigender Unterkieferast

6 Corpus mandibulae
Unterkieferkörper

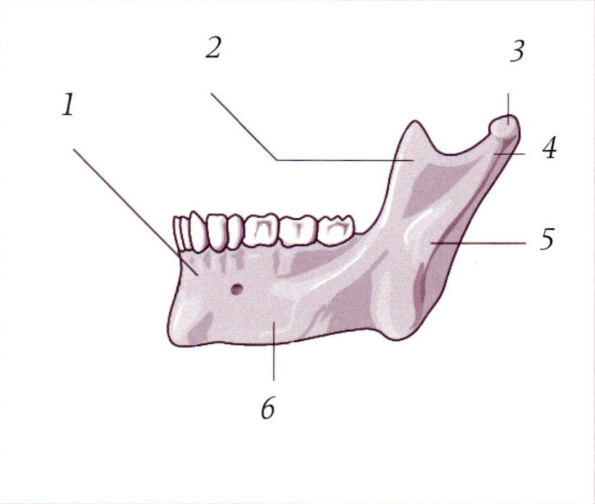


**8** Am Unterkiefer befinden sich zwei Öffnungen (Foramina).
Nennen Sie diese Knochenöffnungen mit den lateinischen Fachbegriffen und beschreiben Sie die Lage dieser beiden Knochenöffnungen.

| Foramen | Lage |
|---|---|
| | |
| | |

**9** Nasennebenhöhlen sind luftgefüllte Knochenkammern, die mit der Nase in Verbindung stehen. Ordnen Sie den deutschen Fachbegriffen der Nasennebenhöhlen die jeweils richtige lateinische Bezeichnung zu.

| | |
|---|---|
| 1. Kieferhöhle | a) Sinus sphenoidalis |
| 2. Stirnhöhle | b) Cellulae ethmoidales |
| 3. Keilbeinhöhle | c) Sinus frontalis |
| 4. Siebbeinzellen | d) Sinus maxillaris |

**10** Welche Aussagen zur Kieferhöhle sind **richtig**?
☒☒☒

- **a** Die Kieferhöhle ist paarig angelegt. ☐
- **b** Die Kieferhöhle liegt in der Mandibula. ☐
- **c** Die Kieferhöhle liegt nur im Bereich der Frontzähne des Oberkiefers. ☐
- **d** Die Kieferhöhle kann sich bis zum knöchernen Boden der Augenhöhle erstrecken. ☐
- **e** Die Kieferhöhle ist häufig nur durch eine Knochenlamelle von den Oberkiefer-Seitenzähnen getrennt. ☐

**11** Benennen Sie die in der Abbildung bezeichneten Anteile des Kiefergelenks mit den deutschen und lateinischen Fachbegriffen.

1 ..........

2 ..........

3 ..........

4 ..........

5 ..........

6 ..........

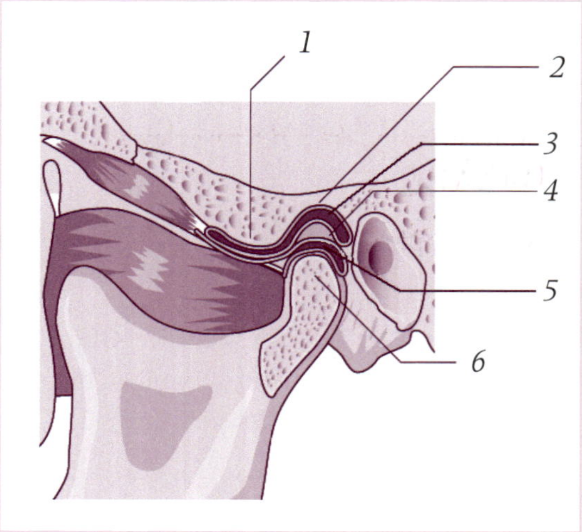

**12** Welche Schädelknochen bilden das Kiefergelenk?

☒☒

**a** Os zygomaticum ☐

**b** Mandibula ☐

**c** Os parietale ☐

**d** Os temporale ☐

**e** Maxilla ☐

**f** Os occipitale ☐

**13** Welche Bewegungen führt der Gelenkkopf bei Kaubewegungen durch?

........................................................................................................................................................

**14** Benennen Sie die in den Abbildungen bezeichneten Kaumuskeln zum Schließen des Kiefers mit den deutschen und lateinischen Fachbegriffen.

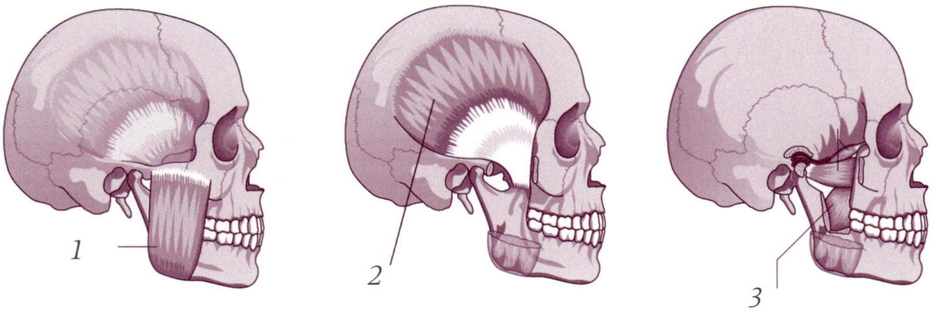


*1* ........................................................................................................................................................

*2* ........................................................................................................................................................

*3* ........................................................................................................................................................

**15** Welche Kaumuskeln führen zu einer Öffnung des Kiefers?

☒☒☒

**a** M. temporalis ☐

**b** M. mylohyoideus ☐

**c** M. masseter ☐

**d** M. pterygoideus medialis ☐

**e** M. digastricus ☐

**f** M. geniohyoideus ☐

**Nervenzelle und Reizleitung**
→ *Behandlungsassistenz, S. 188*

**16** Nerven übertragen Informationen innerhalb des Körpers. Auf welchem Weg erfolgt eine Reizweiterleitung? Bringen Sie die folgenden Aussagen in die richtige Reihenfolge, indem Sie die Ziffern 1 bis 5 eintragen.

a) Der Reiz wird an das Axon weitergegeben. ☐

b) An den Synapsen führt der Reiz zur Ausschüttung von chemischen Botenstoffen. ☐

c) Der Reiz gelangt zu den Synapsen, welche sich am Ende des Axons befinden und eine Kontaktstelle zu Nerven und Muskeln darstellen. ☐

d) Dendriten leiten die Informationen weiter zum Zellleib. ☐

e) Dendriten nehmen die Informationen auf. ☐

**17** Das autonome Nervensystem besteht aus dem Sympathikus und dem Parasympathikus. Verbinden Sie mit Pfeilen die beiden Komponenten mit ihren jeweiligen Funktionen.

1. Sympathikus
2. Parasympathikus

a) steigert die Leistungsbereitschaft des Körpers

b) lässt den Körper zur Ruhe kommen

c) beschleunigt den Herzschlag

d) verlangsamt den Herzschlag

e) fördert die Darmbewegung

f) hemmt die Verdauung

g) verengt die Blutgefäße und erhöht dadurch den Blutdruck

h) stellt die Blutgefäße weit und senkt dadurch den Blutdruck

**18** Das Nervensystem wird in ein willkürliches und ein unwillkürliches Nervensystem eingeteilt. Erläutern Sie jeweils die Funktionsweise und die Aufgabe.

| Einteilung | Funktionsweise | Aufgabe |
|---|---|---|
| willkürliches (somatisches) Nervensystem | ........ <br> ........ | ........ <br> ........ |
| unwillkürliches (vegetatives/autonomes) Nervensystem | ........ <br> ........ <br> ........ <br> ........ | ........ <br> ........ <br> ........ <br> ........ |

**19** Der Nervus facialis gehört zu den Hirnnerven.
Nennen Sie seine Aufgabe und erläutern Sie eine mögliche Funktionsstörung.

........

........

........

**20** Der Nervus trigeminus ist der fünfte Hirnnerv.
Benennen Sie die in der Abbildung gekennzeichneten drei Hauptäste des Nervus trigeminus mit den deutschen und lateinischen Bezeichnungen.

1. Ast

........

........

2. Ast

........

........

3. Ast

........

........

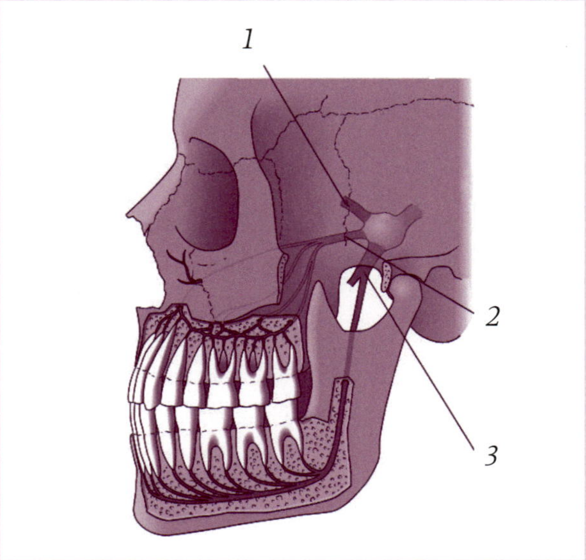

**Anästhesieverfahren**
→ *Behandlungsassistenz, S. 195*

**21** Um eine Unempfindlichkeit gegen Schmerz, Temperatur und Berührung zu erlangen, gibt es in der Zahnarztpraxis die Möglichkeiten der Lokalanästhesie und der Allgemeinanästhesie. Nennen Sie mögliche Anästhesieverfahren.

| Anästhesiemethoden | Anästhesieverfahren |
|---|---|
| Lokalanästhesie (örtliche Betäubung) | |
| Allgemeinanästhesie (Narkose) | |

**22** In welchen Behandlungssituationen kann in der Zahnarztpraxis eine Oberflächenanästhesie angewandt werden?
Nennen Sie vier Einsatzmöglichkeiten.

**23** Welche Aussagen zur Lokalanästhesie mittels Injektion sind **richtig**?
☒☒☒

- **a** Es werden immer sterile Kanülen verwendet. ☐
- **b** Kurze Kanülen werden meistens zur Infiltrationsanästhesie benutzt. ☐
- **c** Kurze Kanülen werden meistens für die Leitungsanästhesie verwendet. ☐
- **d** Das Anästhetikum kann aus Stech- oder Brechampullen gezogen werden. ☐
- **e** Die zum Aufziehen der Injektionslösung benutzte Kanüle kann auch für den Patienten benutzt werden. ☐

**24** Erklären Sie, warum bei einer Injektion der Kolben der Spritze nach dem Einstich leicht zurückgezogen wird, bevor injiziert wird.

**25** Das Anästhetikum kann nur dort infiltrieren, wo der Knochen durchlässig ist. In welchem Gebiet wird deshalb **keine** Infiltrationsanästhesie durchgeführt?

☒

**a** Schleimhaut im Oberkiefer

**b** Frontzähne im Unterkiefer

**c** Seitenzahngebiet im Unterkiefer

**d** alle Zähne im Oberkiefer

**e** alle Zähne im Unterkiefer bei Kindern

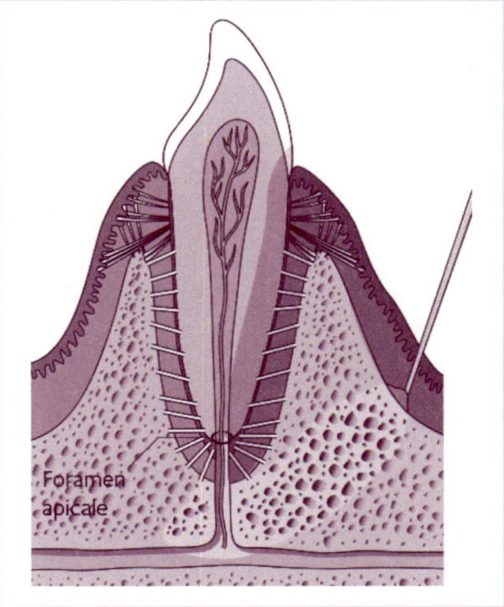


**26** Die intraligamentäre Anästhesie ist eine Sonderform der Infiltrationsanästhesie. Beschreiben Sie die Anwendung und nennen Sie die möglichen Gefahren.

**27** Bei einer Leitungsanästhesie anästhesiert man am Nervenstamm, wodurch die Erregungsleitung zum ZNS unterbrochen wird.
Nennen Sie in der Tabelle jeweils die intraorale Injektionsstelle (Foramen) und den zu anästhesierenden Nervenstamm.

**Leitungsanästhesie**
→ *Behandlungsassistenz, S. 203*

| Zahn | Injektionsstelle (Foramen) | Anästhesierter Nerv |
|---|---|---|
| 16 und 17 | | |
| 34 | | |
| 11 und 21 | | |
| 45 bis 48 | | |

**Lokalanästhesie**
*→ Behandlungsassistenz, S. 205*

**28** Bei einer Lokalanästhesie kann es zu Komplikationen kommen. Es werden dabei systemische und lokale Komplikationen unterschieden. Ordnen Sie den folgenden Begriffen eine **1** für systemische und eine **2** für lokale Komplikationen zu.

a) Kopfschmerzen ☐

b) Bissverletzungen der Weichgewebe ☐

c) allergische Reaktionen ☐

d) Blutergüsse ☐

e) Herz-Kreislauf-Probleme ☐

f) hängende Gesichtsmuskulatur ☐

g) Schluckstörung ☐

h) Vergiftungserscheinungen (Intoxikation) ☐

**29** Bei jeder Injektion müssen bestimmte Maßnahmen durchgeführt werden, die den Patienten und das Praxisteam vor einer Infektion schützen.
Welche Aussagen sind **richtig**?
☒☒☒

**a** Die Kanüle darf erst unmittelbar vor der Anästhesie aus der Verpackung genommen werden. ☐

**b** Der Gummistopfen der Zylinderampulle darf nicht verunreinigt sein. ☐

**c** Direkt nach der Injektion muss der Kanülenschutz wieder auf die Kanüle gesteckt werden. ☐

**d** Die Kanüle wird nach der Injektion desinfiziert und wiederverwendet. ☐

**e** Die Kanüle wird direkt nach der Injektion im Praxismüll entsorgt. ☐

**f** Gebrauchte Kanülen werden sofort in einem sogenannten Kanülenabwurf entsorgt. ☐

**30** Eine Entzündung ist eine Abwehrreaktion des Körpers auf einen schädlichen Reiz.
Nennen Sie die fünf klassischen Entzündungszeichen mit ihrer deutschen und lateinischen Bezeichnung.

............................................................

............................................................

............................................................

............................................................

............................................................

**31** Eine Entzündung der Pulpa kann akut oder chronisch verlaufen.
Welche Aussagen sind **richtig**?
☒☒

- **a** Dringen Kariesbakterien bis in die Nähe der Pulpa vor, kann es zu einer akuten Pulpitis kommen. ☐
- **b** Eine akute Entzündung verursacht leichte oder gar keine Schmerzen. ☐
- **c** Eine chronische Entzündung verläuft rasch und verursacht starke Schmerzen. ☐
- **d** Jede chronische Entzündung kann in eine akute Entzündung übergehen. ☐

**32** Die Entwicklung von einer Pulpitis zu einer Pulpagangrän ist ein lang andauernder Prozess. Bringen Sie folgende Entwicklungsstadien in die richtige Reihenfolge, indem Sie die Ziffern 1 bis 6 zuordnen.

**Pulpitis**
→ *Behandlungsassistenz, S. 209*

a) Die Durchblutung der Pulpa steigt an (Hyperämie). ☐

b) Das Pulpagewebe stirbt ab (Pulpanekrose). ☐

c) Es entsteht eine wässrige Pulpaentzündung (Pulpitis serosa). ☐

d) Es besteht eine lokale Entzündungsreaktion aufgrund von Bakterien (Pulpitis). ☐

e) Es kommt zu einer Vereiterung der Pulpa (Pulpitis purulenta). ☐

f) Bakterien zersetzen das abgestorbene Pulpagewebe (Pulpagangrän). ☐

**33** Erklären Sie die Bedeutung einer apikalen Ostitis und deren Entstehung aus einer Pulpagangrän.

..........

..........

..........

..........

**34** Die Überkappung stellt eine Therapiemaßnahme dar, die der Erhaltung einer gereizten, aber noch vitalen Pulpa dient. Welche Aussagen zur Überkappung sind **richtig**?
☒☒

- **a** Bei einer Überkappung wird die vitale Pulpa mit Medikamenten abgedeckt. ☐
- **b** Nach dem Einbringen des Medikamentes wird die Kavität sofort definitiv verschlossen. ☐
- **c** Die Prognose ist bei einer direkten Überkappung günstiger als bei einer indirekten Überkappung ☐
- **d** Alle Medikamente zur Überkappung enthalten als Wirkstoff Kalziumhydroxid. ☐

**35** Begründen Sie, wann eine indirekte bzw. eine direkte Überkappung notwendig ist.

indirekte Überkappung ..............................

..............................

direkte Überkappung ..............................

..............................

**36** Erklären Sie den Fachbegriff „Pulpotomie" (Vitalamputation) und legen Sie dar, wann diese Behandlungsmethode angewendet wird.

..............................

..............................

..............................

..............................

**37** Um eine Pulpaerkrankung diagnostizieren zu können, müssen bei der Befunderhebung bestimmte Maßnahmen durchgeführt werden. Nennen Sie die vier Maßnahmen.

..............................

..............................

**Wurzelbehandlung**
→ *Behandlungsassistenz, S. 219*

**38** Kann die Pulpa eines Zahnes nicht vital erhalten werden, muss eine Wurzelbehandlung durchgeführt werden. Bringen Sie folgende Arbeitsschritte einer Wurzelkanalbehandlung in die richtige Reihenfolge, indem Sie die Ziffern 1 bis 8 zuordnen.

a) Bestimmung der Länge des Wurzelkanals ☐

b) Befunderhebung und Diagnostik ☐ 1

c) Medikamentöse Einlage ☐

d) Aufbereitung des Wurzelkanals ☐

e) Eröffnung der Pulpahöhle ☐

f) Röntgenkontrolle der Wurzelkanalfüllung ☐

g) Verschluss des Zahnes ☐

h) Füllung des Wurzelkanals ☐

**39** Erkären Sie, wozu im Rahmen der endodontischen Behandlung die folgenden Instrumente und Materialien benötigt werden.

**Instrumente bei der Wurzelbehandlung**
→ *Behandlungsassistenz, S. 220*

Gates-Bohrer ……………………………………

Exstirpationsnadel ……………………………………

Reamer ……………………………………

Hedström-Feile ……………………………………

Lentulo® ……………………………………

Papierspitzen ……………………………………

……………………………………

Guttaperchastifte ……………………………………

**40** Spreader und Plugger werden beim Einbringen von Guttaperchastiften in den Wurzelkanal benötigt. Beschreiben Sie die Form und die Verwendung des jeweiligen Wurzelkanalinstruments.

Spreader ……………………………………

……………………………………

……………………………………

Plugger ……………………………………

……………………………………

……………………………………

**41** Jedes Handinstrument wird in drei Abschnitte unterteilt. Beschriften Sie diese an dem abgebildeten Wurzelkanalinstrument.

**Wurzelkanalinstrumente**
→ *Behandlungsassistenz, S. 223*

1 Arbeitsteil 16mm

2 Schaft 5-15mm

3 Griff

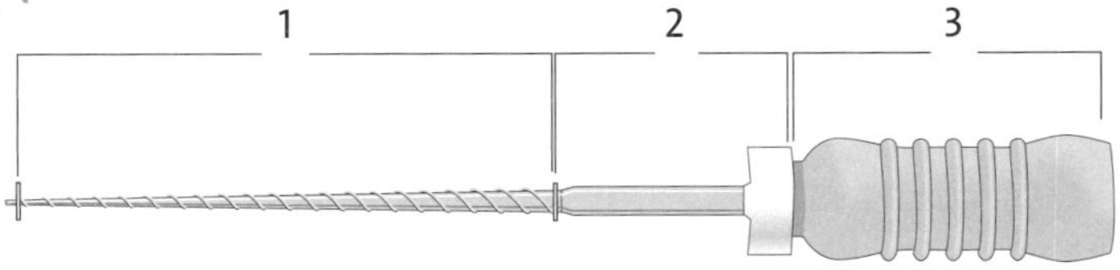


**42** Zur leichteren Unterscheidung der Größe von Wurzelkanalinstrumenten (ISO-Größe) sind deren Griffe in unterschiedlichen Farben gehalten. Führen Sie die Farben in der international festgelegten Reihenfolge auf.

grau, lilla, Weiß, Gelb, Rot, Blau, Grün, Schwarz, Weiß, Gelb, Rot, Blau

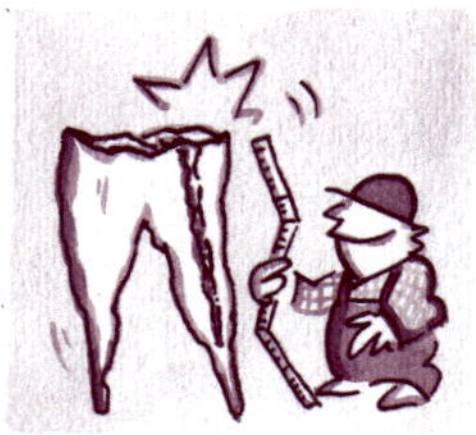

**43** Welche Angaben zur Längenbestimmung von Wurzelkanälen sind **richtig**?
☒☒

**a** Bei der elektrometrischen Messmethode ertönt ein Signalton, wenn das Wurzelkanalinstrument am Foramen apicale angelangt ist. ☐

**b** Die Länge des Wurzelkanals kann am sichersten durch das Abmessen direkt auf dem Röntgenbild bestimmt werden. ☐

**c** Zur Längenmessung wird in den Kanal ein Wurzelkanalinstrument eingeführt und der Stopper auf einen Referenzpunkt eingestellt. ☐

**d** Bei der Erstellung eines Kontrollröntgenbildes verbleibt das Wurzelkanalinstrument im Zahn. ☐

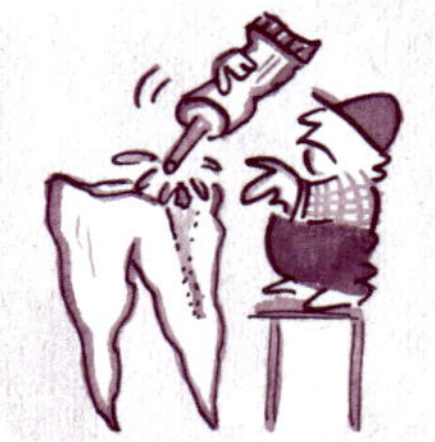

**44** Welche Aussagen zu einer medikamentösen Einlage sind **richtig**?
☒☒

**a** Durch diese Maßnahme kann bei der Wurzelkanalaufbereitung die Anästhesie meistens entfallen. ☐

**b** Als Medikament wird häufig ein schnell aushärtendes Kalziumhydroxidpräparat verwendet. ☐

**c** Durch die Einlage soll eine zusätzliche Desinfektion des Wurzelkanalsystems erreicht werden. ☐

**d** Bei einer Pulpagangrän wird die medikamentöse Einlage mehrfach wiederholt. ☐

**e** Das Medikament muss spätestens am dritten Tag gewechselt werden. ☐

**45** Sie planen bei der Behandlungsvorbereitung den Behandlungsschritt „Medikamentöse Einlage“ mit ein. Stellen Sie mögliche Instrumente und Materialien zusammen.

..........

..........

..........

..........

**46** Um einer Aspiration von Wurzelkanalinstrumenten vorzubeugen, müssen diese gesichert werden. Nennen Sie drei Möglichkeiten der Sicherung.

..........

..........

..........

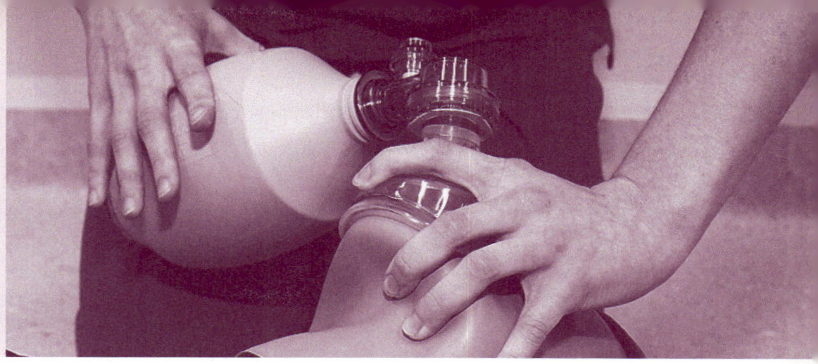

# 7 Zwischenfällen vorbeugen und in Notfallsituationen Hilfe leisten

**1** Nennen Sie die Aufgaben des Blutes.

**Blut**
→ *Behandlungsassistenz, S. 237*

..................................................................................................

..................................................................................................

..................................................................................................

..................................................................................................

**2** Welche Aussagen treffen auf das Blutplasma zu?
☒☒☒

- **a** Das Blutplasma ist der flüssige Anteil des Blutes. ☐
- **b** Das Blutplasma macht ca. 70 % des Blutvolumens aus. ☐
- **c** Hauptbestandteil des Plasmas ist Zucker. ☐
- **d** Plasma ohne Fibrinogen wird Serum genannt. ☐
- **e** Plasma enthält u. a. Proteine, Hormone und Fibrinogen. ☐

**3** Bei den Blutzellen unterscheidet man die Erythrozyten, Leukozyten und Thrombozyten. Ordnen Sie den drei Arten von Blutzellen ihre Aufgabe zu.

| | |
|---|---|
| 1. Erythrozyten | a) Blutgerinnung |
| 2. Leukozyten | b) Sauerstofftransport |
| 3. Thrombozyten | c) Abwehr |

**4** Welche Aussagen zum Blut sind **richtig**?

☒☒☒

**a** Der rote Blutfarbstoff wird auch Hämoglobin genannt. ☐

**b** Die Blutzellen werden im Rückenmark gebildet. ☐

**c** Anämie bedeutet eine erniedrigte Zahl von Erythrozyten. ☐

**d** Das Plasma gehört zu den festen Bestandteilen des Blutes. ☐

**e** Bei AIDS-Kranken sinkt die Zahl der T-Helferzellen. ☐

**5** Ergänzen Sie die folgende Tabelle zu den Eigenschaften der zellulären Bestandteile des Blutes.

| | Erythrozyten | Leukozyten | Thrombozyten |
|---|---|---|---|
| Menge/Anzahl | 4–5 Mio./µl | 4 000–10 000/µl | 150 000–300 000/µl |
| Form | ........................ | ........................ | ........................ |
| Größe | 7,5 µm | ca. doppelt so groß wie die Erythrozyten | ca. 1/4 der Größe der Erythrozyten |
| Lebensdauer | ca. 120 Tage | 1 Tag bis 1 Jahr | ca. 4 Tage |
| Ort der Bildung | ........................ | ........................ | ........................ |
| Funktion | ........................ | ........................ | ........................ |

**6** Welche Aussagen zur Anämie sind **richtig**?

☒☒☒

**a** Anämie bedeutet Blutarmut. ☐

**b** Häufige Ursache der Anämie ist Kupfermangel. ☐

**c** Die Zahl der Erythrozyten und das Hämoglobin sind erniedrigt. ☐

**d** Während der Schwangerschaft tritt selten eine Anämie auf. ☐

**e** Die Patienten sind müde und blass. ☐

**7** Definieren Sie, was man unter „Antigenen“ versteht.

.................................................................................................

.................................................................................................

**8** Erklären Sie den Unterschied zwischen Mikro- und Makrophagen.

**9** Bei der Abwehr spricht man von spezifischer und unspezifischer Abwehr. Ordnen Sie diesen beiden Formen der Abwehr die entsprechenden Kennzeichen und Eigenschaften zu.

1. spezifische Abwehr
2. unspezifische Abwehr

a) Hierzu gehören die Zytokine.

b) Sie richtet sich gegen ein spezielles Antigen.

c) Die humorale Abwehr wird von Antikörpern dargestellt.

d) Die Zellen dieses Abwehrsystems sind die T-Zellen.

e) Makrophagen sind Zellen dieses Abwehrsystems.

f) Die Haut stellt eine Art Schutzwall dar.

**10** Welche Aussagen zur Blutgerinnung sind **richtig**?

☒ ☒ ☒

- **a** Die Gerinnung beginnt mit der Bildung eines Fibrinnetzes. ☐
- **b** Koagulum bedeutet Blutpfropf. ☐
- **c** Thrombozyten verklumpen und legen sich an die Gefäßwand. ☐
- **d** Für die Blutgerinnung braucht man Thrombozyten oder Gerinnungsfaktoren. ☐
- **e** Gerinnungsfaktoren sind im Plasma vorhanden. ☐

**11** Nennen Sie Medikamente, die zu Gerinnungsstörungen führen.

**12** Welche Bestandteile des Blutes tragen zur Gerinnung bei?

**13** Worauf ist bei Marcumar®-Patienten vor chirurgischen Eingriffen zu achten?

..........

..........

..........

..........

..........

**Blutgerinnung**
→ *Behandlungsassistenz, S. 240*

**14** Bringen Sie die Schritte der Blutgerinnung in die richtige Reihenfolge, indem Sie die Ziffern von 1 bis 6 verteilen.

a) Es kommt zu einer Gefäßkontraktion. ☐

b) Fibrin und Thrombozyten dichten das Gefäß ab. ☐

c) Die Thrombozyten verklumpen. ☐

d) Es bildet sich ein Fibrinnetz. ☐

e) Gerinnungsfaktoren werden aktiviert. ☐

f) Durch ein verletztes Gefäß werden die Thrombozyten aktiviert. ☐

**15** Benennen Sie den Aufbau der Herzwand von innen nach außen.

..........

..........

..........

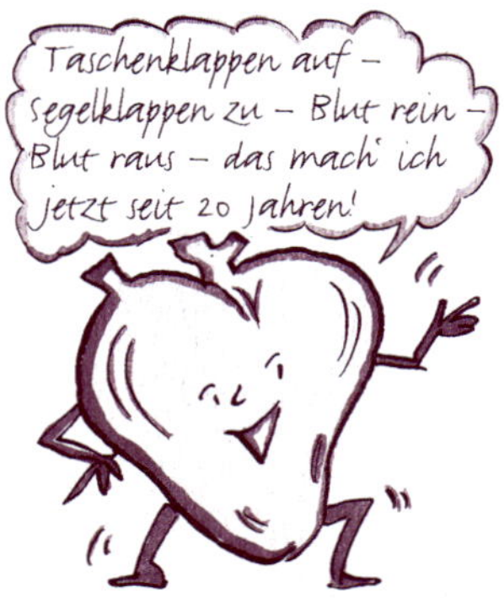


**16** Welche der folgenden Aussagen zur Anatomie des Herzens sind **nicht** richtig?
☒☒

**a** Die Trikuspidalklappe ist eine Taschenklappe. ☐

**b** Die Mitralklappe hat zwei Segel. ☐

**c** Die Pulmonalklappe verbindet die rechte Kammer mit der Lungenarterie. ☐

**d** Vorhof und Kammer werden durch Segelklappen getrennt. ☐

**e** Die Aortenklappe ist eine Segelklappe. ☐

**17** Beschriften Sie die folgende Abbildung des Herzens mit den deutschen und ggf. mit den lateinischen Fachbegriffen.

*1* ..........

*2* ..........

*3* ..........

*4* ..........

*5* ..........

*6* ..........

*7* ..........

*8* ..........

*9* ..........

*10* ..........

*11* ..........

*12* ..........

*13* ..........

*14* ..........

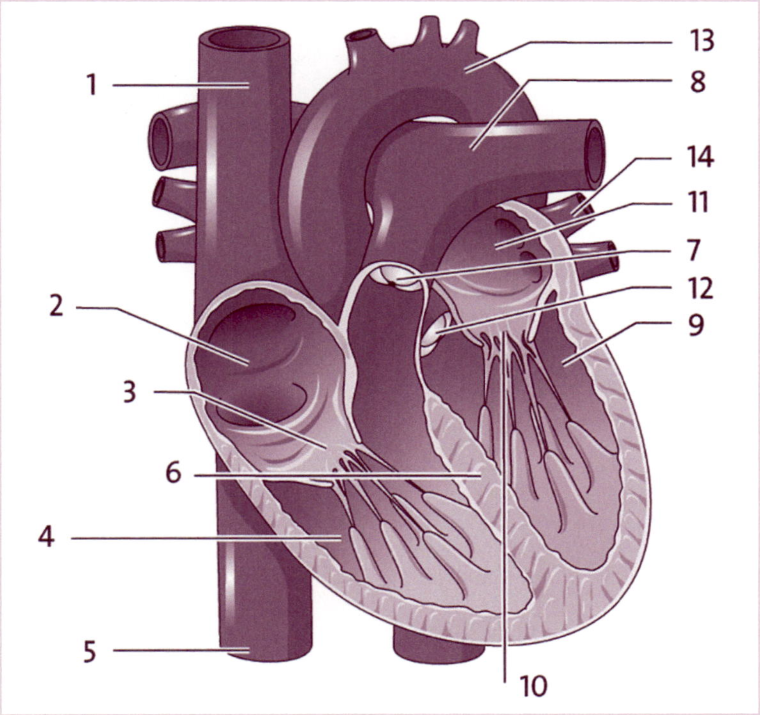

**18** Das Herz kontrahiert sich in regelmäßigen Abständen. Dabei wechseln sich zwei Herzaktionen ab. Benennen und beschreiben Sie diese beiden Phasen.

| | |
|---|---|
| 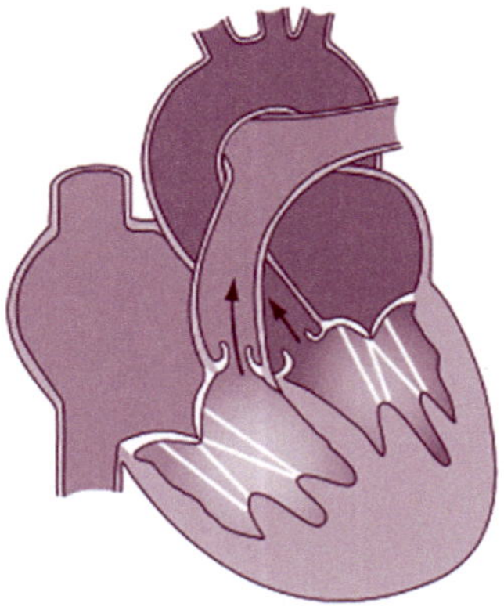 | 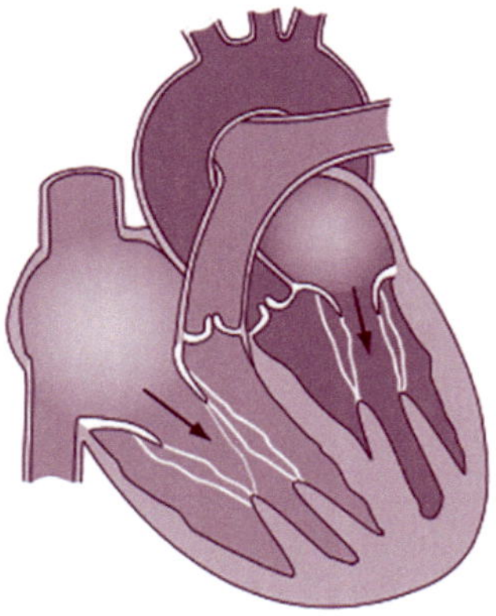 |
| ............................................ | ............................................ |
| ............................................ | ............................................ |

**19** Beschreiben Sie den Zustand der Vorhöfe und Kammern sowie der Klappen, indem Sie für die einzelnen Phasen die richtigen Bezeichnungen in die Tabelle eintragen.

| | Füllungsphase | Austreibungsphase |
|---|---|---|
| Vorhöfe | ............................ | ............................ |
| Kammern | ............................ | ............................ |
| Segelklappen | ............................ | ............................ |
| Taschenklappen | ............................ | ............................ |

**20** Welche Aussagen zu den Herzkranzgefäßen sind **richtig**?
☒ ☒ ☒

**a** Der Verschluss einer Koronararterie kann zum Herzinfarkt führen. ☐

**b** Die Herzkranzgefäße entspringen an der oberen Hohlvene. ☐

**c** Eine Operation an den Herzkranzgefäßen ist nicht möglich. ☐

**d** Die Herzkranzgefäße sind Äste der Aorta. ☐

**e** Die Herzkranzgefäße versorgen den Herzmuskel mit Sauerstoff. ☐

**21** Was versteht man unter dem Begriff „EKG“?

..................................................

..................................................

**22** Beschreiben Sie in Stichworten den Aufbau der Gefäßwände.

..................................................

..................................................

..................................................

**23** Nennen Sie die Funktion der Kapillaren.

..................................................

..................................................

..................................................

**24** Benennen Sie die Unterschiede zwischen Arterien und Venen und tragen Sie diese in die Tabelle ein.

| | Arterie | Vene |
|---|---|---|
| Fließrichtung des Blutes | .................... | .................... |
| Wandstärke | .................... .................... | .................... .................... |
| Sauerstoffgehalt des Blutes | .................... .................... | .................... .................... |

**25** Durch welche Strukturen wird die Blutbewegung in den Venen unterstützt?

..................................................

..................................................

..................................................

**26** Erklären Sie den Begriff „Puls".

..............................................................................................................

**27** Die Normalwerte der Herzfrequenz sind altersabhängig. Ordnen Sie dem jeweiligen Lebensalter den normalen Ruhepuls zu.

| | |
|---|---|
| 1. Säugling | a) 90 Schläge pro Minute |
| 2. Erwachsener | b) 120 Schläge pro Minute |
| 3. Schulkind | c) 60–80 Schläge pro Minute |

**28** An welchen Gefäßen kann der Puls leicht gemessen werden?

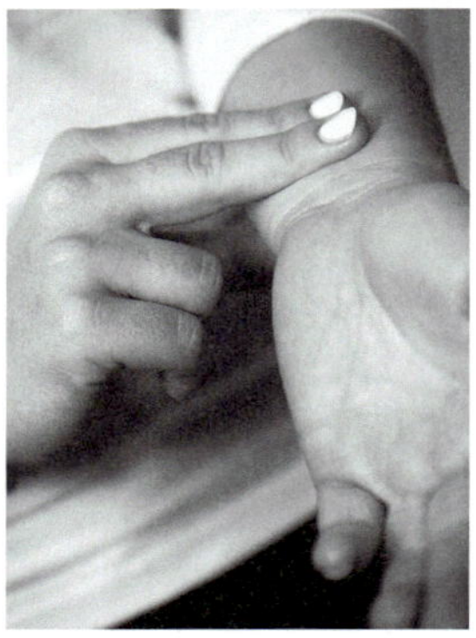

..............................................................................................................

..............................................................................................................

..............................................................................................................

**29** Erklären Sie, auf welche Art und Weise der Puls gemessen wird.

..............................................................................................................

..............................................................................................................

..............................................................................................................

**30** Welche Aussagen über den Blutdruck sind **richtig**?

☒☒☒

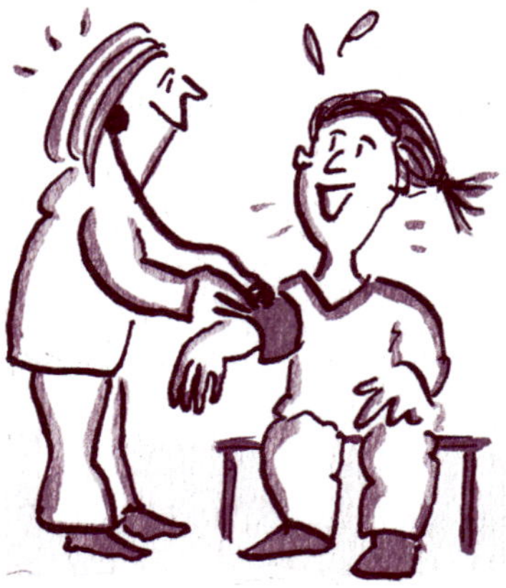

**a** Für die Blutdruckmessung benötigt man ein Manometer. ☐

**b** Der bei der Blutdruckmessung erste hörbare Ton gibt den systolischen Blutdruckwert an. ☐

**c** Die Maßeinheit des Blutdrucks ist bar. ☐

**d** Hypertonie ist ein zu niedriger Blutdruck. ☐

**e** Die Abkürzung RR steht für Riva-Rocci. ☐

**31** Ordnen Sie die Aussagen zum Blutdruck durch Verbindungspfeile richtig zu.

| | |
|---|---|
| 1. Maßeinheit des Blutdrucks | a) Hypertonie |
| 2. optimaler Blutdruck | b) zu niedriger Blutdruck |
| 3. Bluthochdruck | c) mmHg |
| 4. Gefahr bei Hypertonie und chirurgischen Eingriffen | d) 120/80 mmHg |
| 5. Hypotonie | e) vermehrte Blutung |

**32** Erläutern Sie die Funktionen des Lymphsystems.

..........

..........

**33** Welche Aussagen zum Lymphsystem sind **richtig**?

☒☒

- **a** Lymphbahnen stellen ein geschlossenes System dar. ☐
- **b** Lymphatisches Gewebe ist überall im Körper zu finden. ☐
- **c** Lymphknoten sind Filterstationen. ☐
- **d** Lymphknotenschwellungen bleiben zeitlebens erhalten. ☐
- **e** Bei einer Tonsillitis können vergrößerte Lymphknoten am Hals getastet werden. ☐

**34** Beschriften Sie die Abbildung des Blutkreislaufs. Färben Sie sauerstoffreiches Blut rot, sauerstoffarmes Blut blau.

| | |
|---|---|
| *1* .......... | *7* .......... |
| *2* .......... | *8* .......... |
| *3* .......... | *9* .......... |
| *4* .......... | *10* .......... |
| *5* .......... | *11* .......... |
| *6* .......... | *12* .......... |

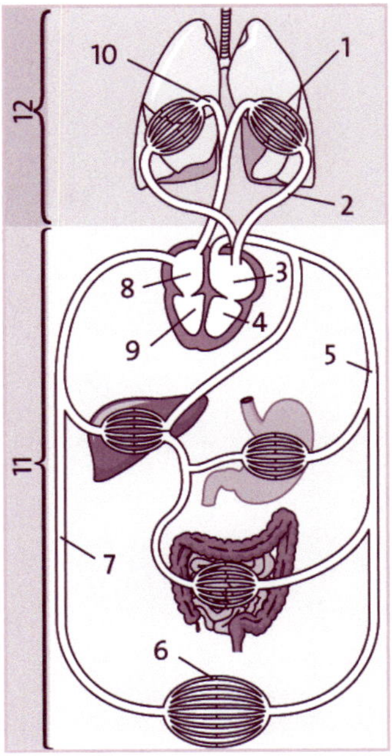

**35** Beschreiben Sie den Weg eines Erythrozyten durch Herz und Lunge, beginnend im rechten Vorhof. Nennen Sie auch die Herzklappen, die der Erythrozyt dabei passiert.

rechter Vorhof → ........................ → ........................

→ ........................ → ........................

→ ........................ → ........................

→ ........................ → ........................

→ ........................ → ........................

→ ........................ → ........................

→ ........................ → ........................

→ ........................ → ........................

**36** Welche Aussagen zur Lunge sind **richtig**?

☒☒

**a** Der lateinische Begriff für Lunge ist cor. ☐

**b** Die Lunge ist von der Pleura überzogen. ☐

**c** Der rechte und der linke Lungenflügel bestehen jeweils aus zwei Lappen. ☐

**d** Die Lungenspitzen liegen auf dem Zwerchfell. ☐

**e** Die linksbetonte Lage des Herzens bedingt einen kleineren linken Lungenflügel. ☐

**37** Beschreiben Sie, was bei der Brust- und bei der Bauchatmung passiert.

..............................................................................................

..............................................................................................

..............................................................................................

..............................................................................................

**38** Übersetzen Sie die folgenden Begriffe.

| | |
|---|---|
| Inspiration | ........................ |
| Alveole | ........................ |
| Epiglottis | ........................ |
| Trachea | ........................ |
| Pleura | ........................ |

**39** Beschriften Sie die Abbildung der Atemwege.

1 ............................................................

2 ............................................................

3 ............................................................

4 ............................................................

5 ............................................................

6 ............................................................

7 ............................................................

8 ............................................................

9 ............................................................

10 ............................................................

11 ............................................................

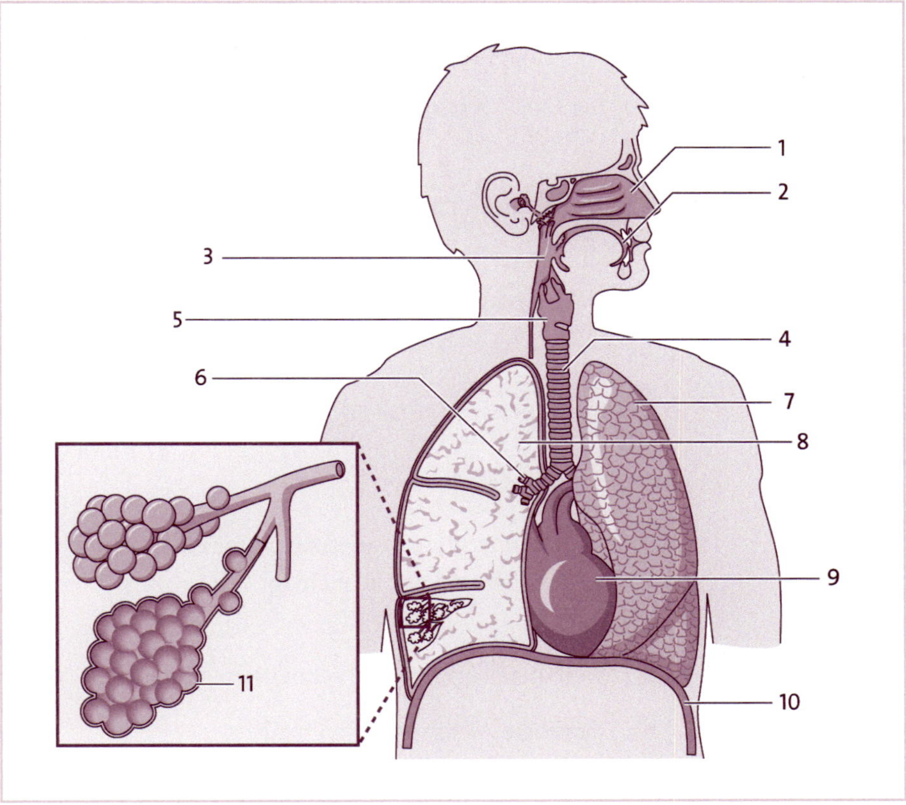


**40** Erläutern Sie den Gasaustausch in den Lungenbläschen.

............................................................

............................................................

............................................................

**41** Nennen Sie die Vitalfunktionen, die im Notfall überprüft werden sollten.

............................................................

**42** Welche W-Fragen müssen bei der Notfallmeldung berücksichtigt werden?

............................................................

............................................................

............................................................

............................................................

............................................................

............................................................

**43** Zu den Basismaßnahmen der Reanimation gehören das Freimachen der Atemwege, die Beatmung und die Thoraxkompression. Ordnen Sie den Aussagen auf der linken Seite die entsprechenden Basismaßnahmen zu.

1. Der Esmarch-Handgriff ist hierbei hilfreich.
2. Dies erfolgt im Rhythmus 30 zu 2.
3. Der Brustkorb sollte sich dabei anheben.
4. Damit wird im Notfall begonnen.

a) Thoraxkompression

b) Freimachen der Atemwege

c) Beatmung

**44** Bei einem bewusstlosen Patienten wurde eine stabile Seitenlage durchgeführt. Welche Begründungen sind **richtig**?

☒☒

**a** ... weil diese Lagerung am schnellsten geht. ☐

**b** ... damit die Atemwege offen bleiben. ☐

**c** ... damit der Patient bequemer liegt. ☐

**d** ... damit Erbrochenes nicht aspiriert wird. ☐

**45** Nennen Sie die Formen der Beatmung.

..........

..........

**46** Nennen Sie die Symptome einer Ohnmacht (Synkope).

..........

**47** Unter einem Schock versteht man ein akutes Kreislaufversagen. Nennen Sie fünf typische Symptome.

..........

..........

..........

..........

..........

**48** Wie können Notfälle rechtzeitig erkannt werden?

**49** Nennen Sie mögliche Risikofaktoren für einen Herzinfarkt.

**50** Welche Aussagen zum Herzinfarkt treffen zu?
☒☒☒

- **a** Ein Herzinfarkt kann sofort tödlich enden. ☐
- **b** Ein Herzinfarkt kann nicht überlebt werden. ☐
- **c** Beim Herzinfarkt kommt es zum Verschluss eines oder mehrerer Herzkranzgefäße. ☐
- **d** Bei Verdacht auf Herzinfarkt sollte der Patient flach gelagert werden. ☐
- **e** Vorstufe des Herzinfarktes ist die Angina pectoris. ☐

**51** Welche Erste-Hilfe-Maßnahmen sind bei einem Herzinfarkt zu leisten?

**52** Nennen Sie die Materialien, Instrumente und Geräte, die zur Notfallausstattung in einer Zahnarztpraxis gehören.

**53** Welche Aussagen zum Typ-1-Diabetes treffen zu?
☒☒☒

- **a** Die meisten Patienten leiden an Übergewicht. ☐
- **b** Die Insulin produzierenden Zellen sind zerstört. ☐
- **c** Der Typ-1-Diabetes betrifft meist jüngere Patienten. ☐
- **d** Den Patienten werden Tabletten zur Senkung des Blutzuckers verabreicht. ☐
- **e** Die Patienten müssen sich Insulin spritzen. ☐

**54** Ergänzen Sie in der Tabelle die jeweilige Erklärung folgender Notfälle.

| | |
|---|---|
| Apoplex | ............ |
| Epilepsie | ............ |
| anaphylaktischer Schock | ............ |
| hypertensive Krise | ............ |
| Asthmaanfall | ............ |
| hypoglykämisches Koma | ............ |
| Hyperglykämie | ............ |
| Hyperventilation | ............ |
| Aspiration | ............ |

**55** In einem Notfall müssen bestimmte Maßnahmen durchgeführt werden. Ordnen Sie den Maßnahmen in der linken Spalte die passenden Erklärungen in der rechten Spalte zu.

| | |
|---|---|
| 1. Basismaßnahmen der Reanimation | a) Beinhochlagerung, damit das Blut zum Gehirn zurückfließen kann, z. B. bei einer Synkope |
| 2. Defibrillation | b) Defibrillation, Schrittmacher |
| 3. Autotransfusion | c) Atemspende 2x, Herzdruckmassage 30x |
| 4. Verhinderung eines Vena-cava-Kompressionssyndroms bei Schwangeren | d) elektrische Erregung des Herzmuskels durch Stromschläge |
| 5. erweiterte Maßnahmen der Reanimation | e) Seitenlagerung |

**56** Viele Stoffe können Allergien auslösen. Nennen Sie häufige Allergene.

............

............

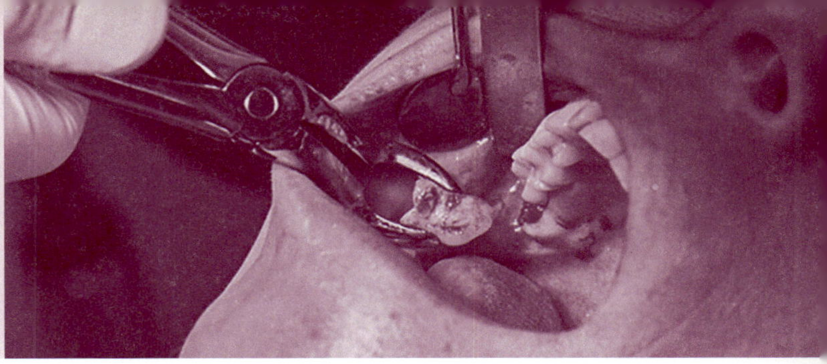

# 8 Chirurgische Behandlungen begleiten

**1** Nennen Sie zahnärztliche chirurgische Eingriffe.

**2** Welche Aussagen zur Vorbereitung chirurgischer Eingriffe treffen zu?
☒☒☒

- **a** Vor dem Eingriff muss eine aktuelle Anamnese erhoben werden. ☒
- **b** Präoperative Röntgenbilder sind nicht sinnvoll. ☐
- **c** Das Ausspülen der Mundhöhle mit einer antiseptischen Lösung dient einem besseren Mundgeruch des Patienten. ☐
- **d** Vor der Operation muss der Patient über mögliche Risiken und Komplikationen aufgeklärt werden. ☒
- **e** Chirurgische Eingriffe erfolgen unter sterilen Bedingungen. ☒

**3** Welche beiden Assistenzen braucht die Zahnärztin i. d. R. bei chirurgischen Eingriffen?

**4** Auf welche Art und Weise kann eine während der Operation auftretende Blutung gestillt werden? Nennen Sie die sich bietenden Möglichkeiten.

**5** Erklären Sie den Begriff „atraumatische Naht“.

**6** Welche Hygienemaßnahmen werden vor chirurgischen Eingriffen durchgeführt?

**7** Benennen Sie die abgebildeten Instrumente.

| | |
|---|---|
| 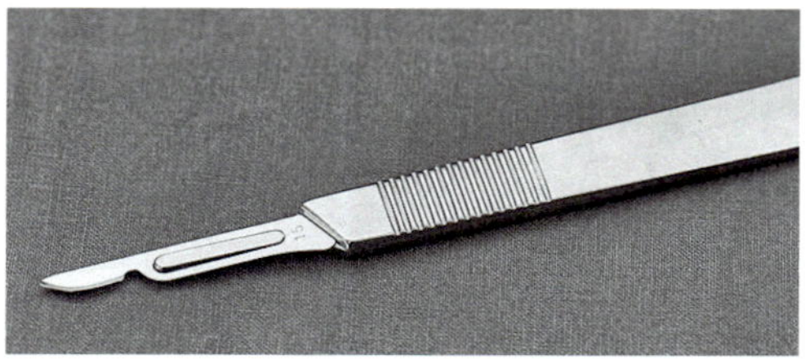 | |
| 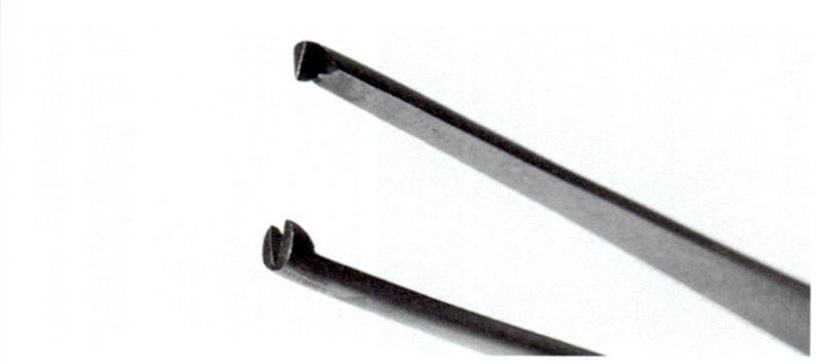 | Chirugische Pinzette |
| 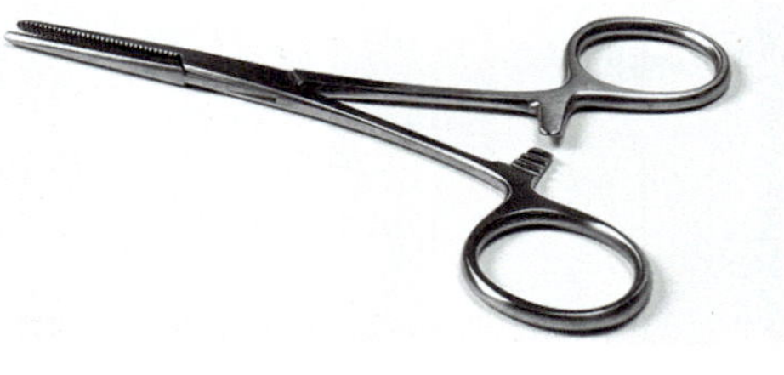 | |
| 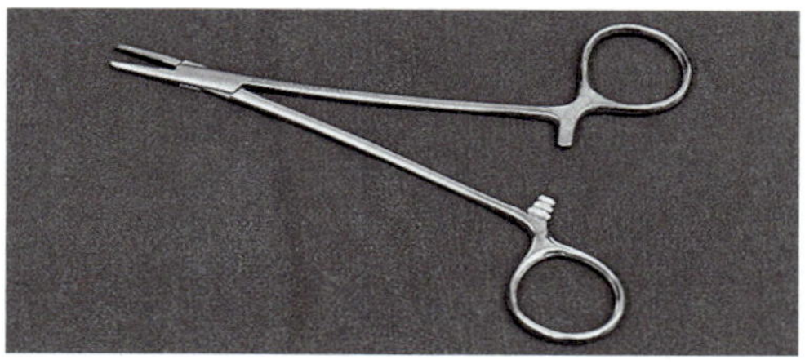 | |

| | |
|---|---|
| 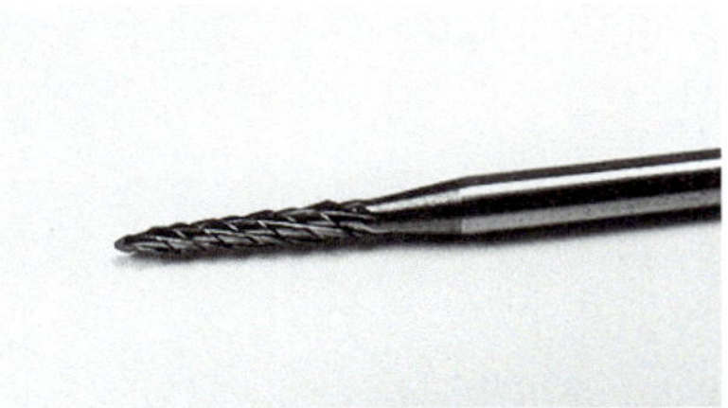 | ..................................... |
| 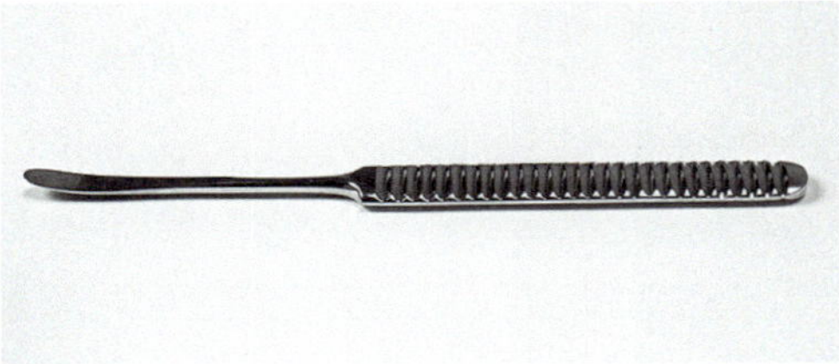 | ..................................... |
| 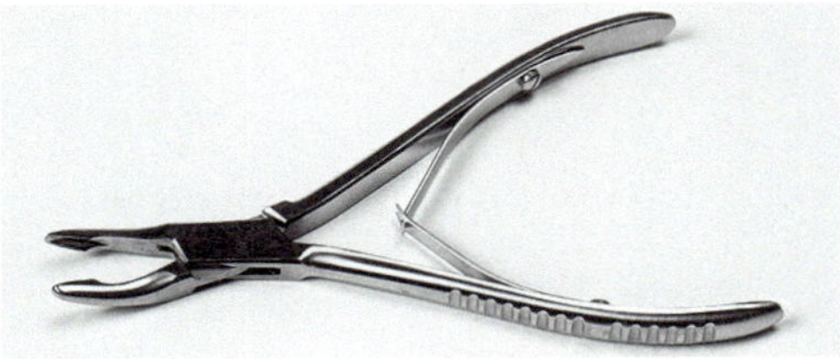 | ..................................... |
| 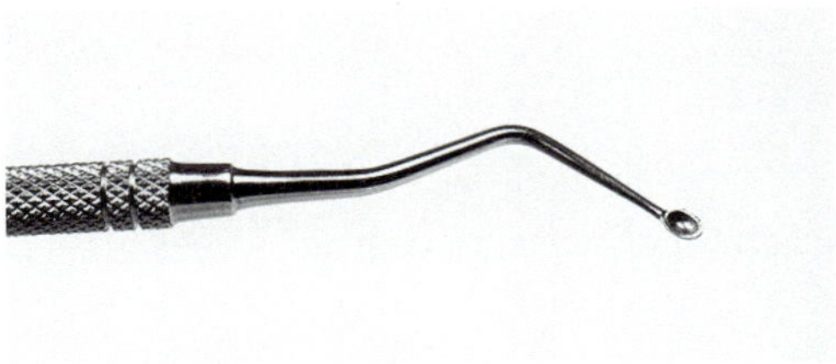 | Scharfer Löffel |
| 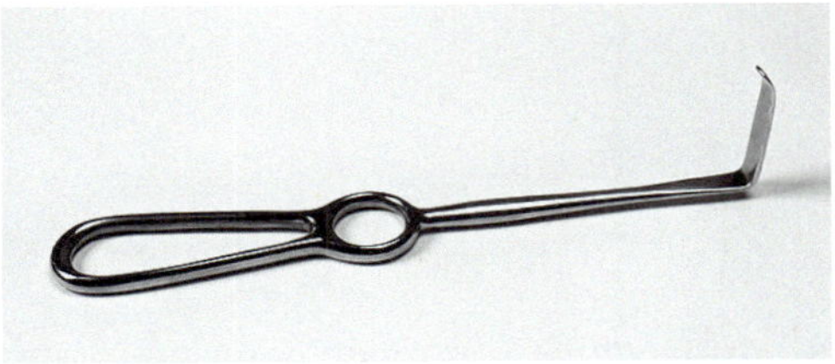 | ..................................... |

**8** In der Zahnarztpraxis werden drei Arten von Pinzetten benutzt: die zahnärztliche, die chirurgische und die anatomische Pinzette. Ordnen Sie allen drei Pinzettenarten ihr Einsatzgebiet zu.

| | |
|---|---|
| 1. zahnärztliche Pinzette | a) Anreichen von Tupfern |
| 2. chirurgische Pinzette | b) Platzieren von Watterollen in der Mundhöhle |
| 3. anatomische Pinzette | c) Fassen von Gewebe |

**9** Nach operativen Eingriffen erhalten Patienten Hinweise zum richtigen Verhalten. Benennen Sie diese Verhaltenshinweise und begründen Sie Ihre Antwort.

| Verhaltenshinweis | Begründung |
|---|---|
| | |
| | |
| | |
| | |
| | |
| | |
| | |

**10** Welche Aussagen zur Nachsorge nach chirurgischen Eingriffen sind **richtig**? ☒☒☒

- **a** Scharfe Instrumente werden in durchstichsicheren Behältern entsorgt. ☐
- **b** Instrumente und Flächen werden desinfiziert. ☒
- **c** Eine AU wird abhängig von der Größe des Eingriffs ausgestellt. ☒
- **d** Postoperative Röntgenbilder sind nicht notwendig. ☐
- **e** Nach bestimmten Eingriffen sind mehrmalige postoperative Kontrollen notwendig. ☐

**11** Beschriften Sie die folgende Abbildung zum Aufbau einer Extraktionszange.

*1* ..........

*2* ..........

*3* ..........

*4* Griff

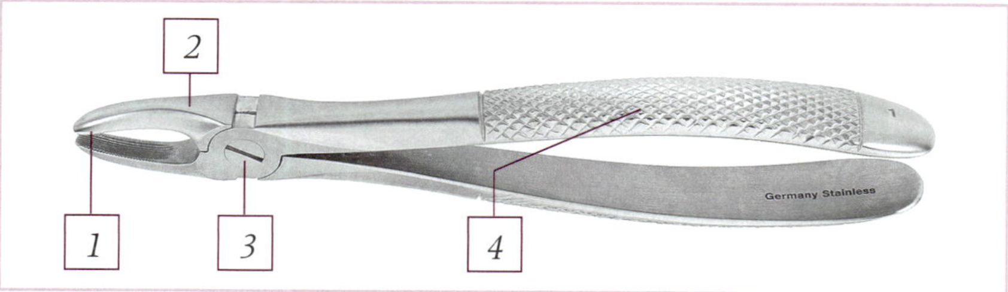

**12** Für die unterschiedlichen Zahngruppen werden verschiedene Zangen verwendet. Beschriften Sie, um welche Zangen es sich bei folgenden Abbildungen handelt.

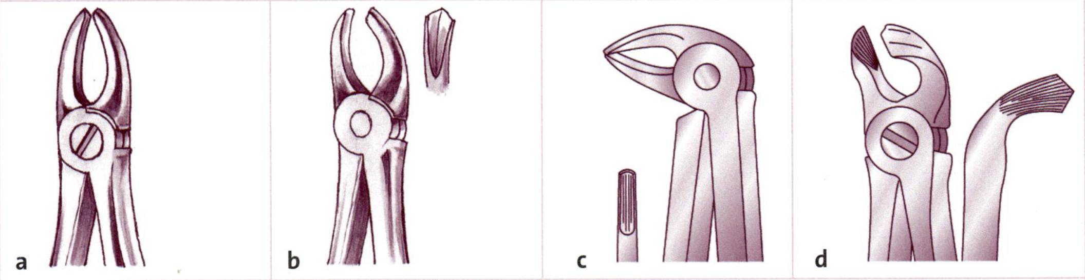


| | |
|---|---|
| *a)* ........................................ | *c)* ........................................ |
| *b)* ........................................ | *d)* ........................................ |

**13** Ordnen Sie den folgenden Instrumenten ihre Funktion zu.

| | |
|---|---|
| a) Wundhaken nach Langenbeck | ........................................ |
| b) Scharfer Löffel | ........................................ |
| c) Knopfsonde | ........................................ |
| d) Raspatorium | ........................................ |
| e) Luer-Zange | ........................................ |

**14** Welche Aussagen zur Zahnextraktion sind **richtig**?

- **a** Indikation für eine Zahnextraktion ist ein tief kariös zerstörter Zahn. ☐
- **b** Die Zahnextraktion ist ein relativ seltener Eingriff, der mit einer hohen Komplikationsrate verbunden ist. ☐
- **c** Die Weisheitszahnzange ist einfach gebogen und für OK und UK gleich. ☐
- **d** Die OK-Molarenzangen lassen sich mit der Faustregel „Zacke zur Backe“ voneinander unterscheiden. ☐
- **e** Für den Oberkiefer existieren fünf verschiedene Zangen. ☐

**15** Welche Aussagen zur WSR sind **richtig**?

☒☒☒

- **a** Eine orthograde Wurzelkanalfüllung erfolgt von der Wurzel aus. ☐
- **b** Entzündlich verändertes Granulationsgewebe kann belassen werden. ☐
- **c** Ein bakteriendichter Abschluss an der Wurzelspitze sollte angestrebt werden. ☐
- **d** Eine WSR ist ein Versuch, den Zahn zu erhalten. ☐
- **e** Die Wurzelspitze kann mit einer Lindemann-Fräse abgetrennt werden. ☐

**16** Die Zahnextraktion läuft in bestimmten Schritten ab. Benennen Sie diese Schritte und die jeweils dabei verwendeten Instrumente.

1. ...........................................
2. ...........................................
3. ...........................................
4. ...........................................
5. ...........................................
6. ...........................................
7. ...........................................
8. ...........................................

**17** Mit welchen Komplikationen kann nach einer Zahnextraktion gerechnet werden?

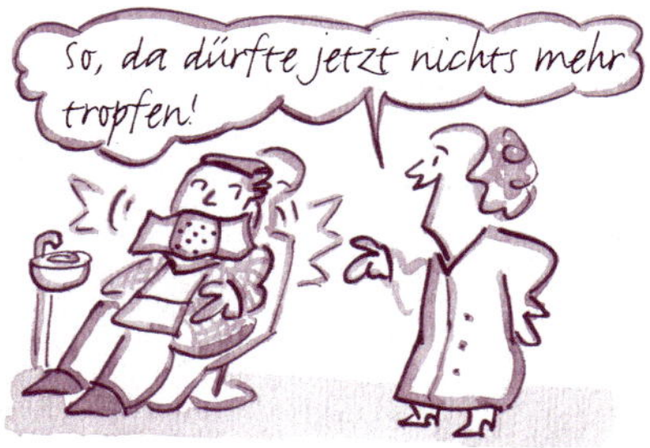


...........................................

...........................................

...........................................

...........................................

...........................................

...........................................

...........................................

**18** Welche Aussagen zu den Komplikationen nach operativer Weisheitszahnentfernung sind **richtig**?

☒☒☒

**a** Es kann bei der operativen Entfernung aller Weisheitszähne zu einer MAV kommen. ☐

**b** Der Patient sollte vor dem Eingriff über mögliche Komplikationen aufgeklärt werden. ☐

**c** Der Bruch des Unterkiefers kann eine mögliche Komplikation sein. ☐

**d** Ein Röntgenbild gibt Aufschluss über den Verlauf des Nervus lingualis, der dadurch besser zu schonen ist. ☐

**e** Zum Schutz des Nervus lingualis wird das Raspatorium lingual unter das Periost geschoben. ☐

**19** Die einzelnen Schritte der operativen Weisheitszahnentfernung sind in der folgenden Tabelle aufgelistet. Fügen Sie zu jedem Schritt die dafür benötigten Instrumente hinzu.

| | Arbeitsschritte | Instrumente |
|---|---|---|
| 1 | Lokalanästhesie | ........................ |
| 2 | Schnittführung | ........................<br>........................ |
| 3 | Ablösen des Mukoperiostlappens | ........................ |
| 4 | Freilegen des Weisheitszahnes | ........................<br>........................ |
| 5 | Durchtrennen des Weisheitszahnes | ........................ |
| 6 | Entfernen des Weisheitszahnes | ........................<br>........................ |
| 7 | Entfernen des Zahnsäckchens, Wundtoilette | ........................ |
| 8 | Glätten von Knochenkanten | ........................ |
| 9 | Wundverschluss | ........................<br>........................ |

**20** Welche Nerven können bei der operativen Entfernung eines unteren Weisheitszahnes verletzt werden? Mit welchen Ausfallserscheinungen ist dann zu rechnen?

**21** Nennen Sie drei Indikationen für eine operative Zahnentfernung.

**22** Welche Aussagen zur MAV sind **richtig**?
☒☒☒

**a** Eine MAV kann durch Sondieren mit der Knopfsonde oder durch den Nasen-Blas-Versuch diagnostiziert werden. ☐

**b** Die MAV stellt die Verbindung zwischen Mund- und Nasenhöhle dar. ☐

**c** Eine MAV muss nur bei bestehendem Infekt verschlossen werden. ☐

**d** Eine MAV kann eine Sinusitis maxillaris nach sich ziehen. ☐

**e** Die Therapie der MAV ist deren plastische Deckung. ☐

**23** Welche Verhaltenshinweise geben Sie einem Patienten nach MAV-Verschluss?

**24** Nennen Sie Ursache, Symptome und Therapie einer Dentitito difficilis.

*Ursache:*

*Symptome:*

*Therapie:*

**25** Zysten können operativ durch eine Zystektomie oder durch eine Zystostomie entfernt werden. Erklären Sie den Unterschied zwischen beiden Methoden.

*Zystektomie:* ..................................................

..................................................

..................................................

*Zystostomie:* ..................................................

..................................................

..................................................

**26** Welche Aussagen zur Hemisektion sind **richtig**?

☒☒

**a** Der Zahn wird längs durchtrennt und beide Hälften werden in der Alveole belassen. ☐

**b** Der Zahn wird längs durchtrennt und die krankhaft veränderte Wurzel zusammen mit dem Kronenanteil entfernt. ☐

**c** Eine Hemisektion ist bei allen Seitenzähnen möglich. ☐

**d** Durch die Hemisektion kann der verbleibende Zahn erhalten und zur prothetischen Versorgung herangezogen werden. ☐

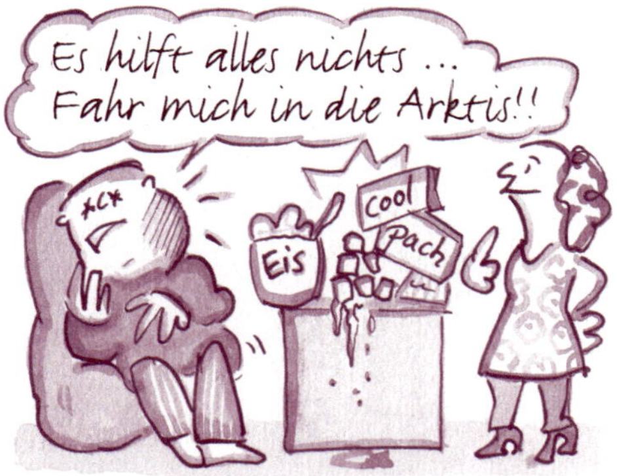


**27** Übersetzen Sie die lateinischen Begriffe ins Deutsche.

| | | | |
|---|---|---|---|
| präoperativ | ................ | resorbierbare Naht | ................ |
| intraoperativ | ................ | retrograd | ................ |
| Kontraindikation | ................ | maligne | ................ |
| Exzision | ................ | Fraktur | ................ |
| atraumatisch | ................ | inserieren | ................ |
| komprimieren | ................ | Reimplantation | ................ |

**28** Bringen Sie den Ablauf einer WSR anhand der Abbildungen in die richtige Reihenfolge und benennen Sie die einzelnen Schritte.

| | | |
|---|---|---|
| 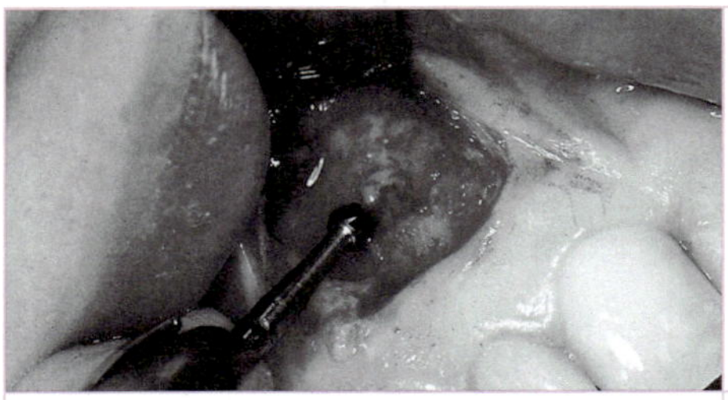 | .................... | ..........................................................................<br>.......................................................................... |
| 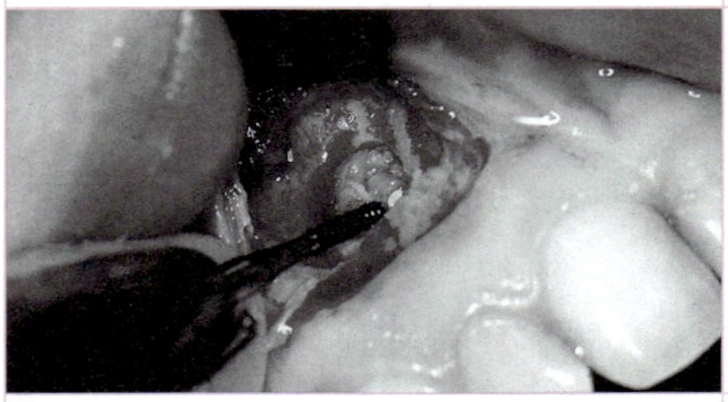 | .................... | ..........................................................................<br>.......................................................................... |
| 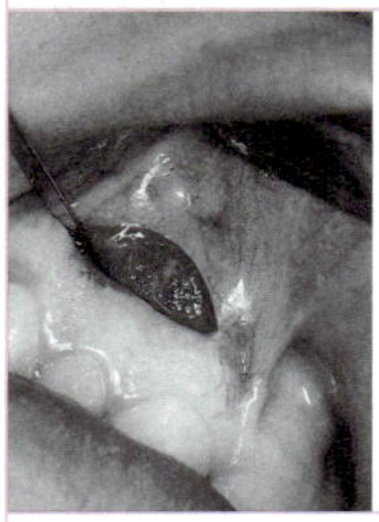 | .................... | ..........................................................................<br>.......................................................................... |
| 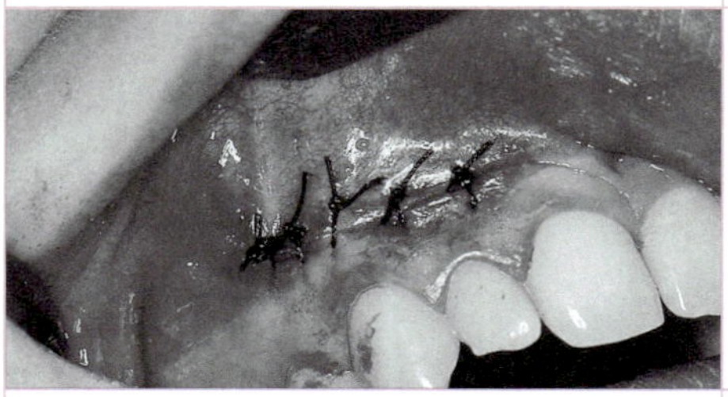 | .................... | ..........................................................................<br>.......................................................................... |
| 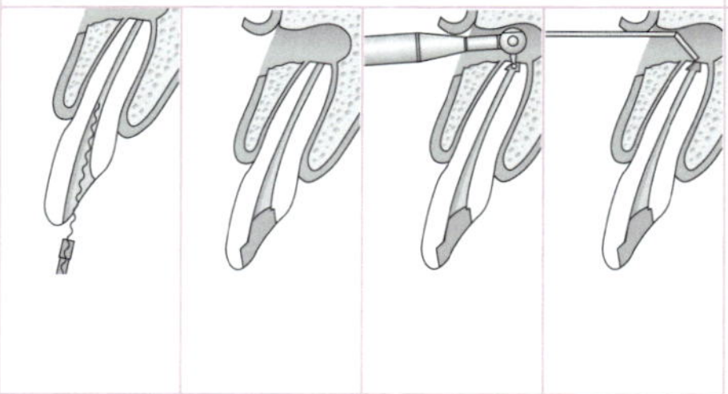 | .................... | ..........................................................................<br>.......................................................................... |
| 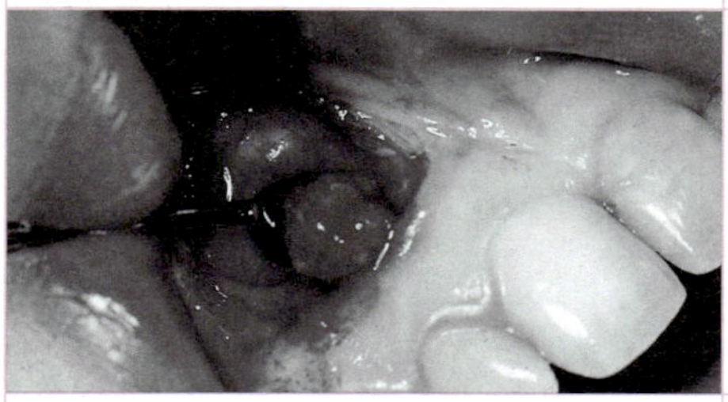 | .................... | ..........................................................................<br>.......................................................................... |
| 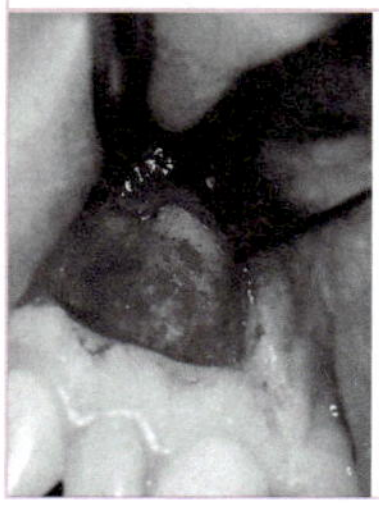 | .................... | ..........................................................................<br>.......................................................................... |

**29** Verbinden Sie mit Pfeilen die lateinischen Begriffe mit den deutschen Erklärungen.

| | |
|---|---|
| 1. Exzision | a) gutartig |
| 2. Pus | b) Schnitt, Behandlung eines Abszesses |
| 3. benigne | c) Längstrennung eines parodontal geschädigten Zahnes und Überkronung der beiden Zahnhälften nach Wurzelbehandlung |
| 4. Hemisektion | d) Herausschneiden von Gewebe |
| 5. Inzision | e) Eiter |
| 6. Prämolarisierung | f) Längstrennung eines mehrwurzeligen Zahnes und Entfernung der krankhaft veränderten Wurzel einschl. Kronenanteil |

**30** Nennen Sie Indikationen für eine Implantation.

..............................................................................................................................

..............................................................................................................................

..............................................................................................................................

..............................................................................................................................

..............................................................................................................................

**31** Implantate können subgingival und transgingival einheilen. Ordnen Sie beiden Formen deren Eigenschaften zu.

| | |
|---|---|
| | a) Die Implantate sind nach der Operation in der Mundhöhle sichtbar. |
| 1. subgingival | b) Der Eingriff benötigt zwei Schritte. |
| | c) Die Implantate heilen unter dem Zahnfleisch gedeckt ein. |
| 2. transgingival | d) Die Implantate müssen zu einem späteren Zeitpunkt freigelegt werden. |
| | e) Es handelt sich um ein einzeitiges Vorgehen. |

**32** Welche Schritte müssen vor einer Implantation ablaufen?

**33** Nennen Sie die einzelnen Schritte bei einer Implantation.

**34** Welche Aussagen zu Komplikationen bei der Implantation treffen zu?
☒☒☒

- **a** Bei den meisten Implantaten kommt es zu Lockerungen und Verlust. ☐
- **b** Der komplikationslose Verlauf bei einer Implantation hängt auch von der Mundhygiene des Patienten ab. ☐
- **c** Bei der Implantation im Unterkiefer kann es zu Nervenverletzungen kommen. ☐
- **d** Wundheilungsstörungen sind bei Rauchern nicht höher als bei Nichtrauchern. ☐
- **e** Der intraoperative Zustand stellt sich anders dar als in der präoperativen Diagnostik. ☐

**35** Erklären Sie kurz die folgenden Begriffe:

– *Sofortimplantation:* ..............................

– *navigierte Implantation:* ..............................

..............................

**36** Welche Aussagen zum Sinuslift sind **falsch**?

☒☒

**a** Es handelt sich um ein Verfahren, bei dem der Boden der Kieferhöhle angehoben wird. ☐

**b** Beim Sinuslift muss das Implantat zu einem späteren Zeitpunkt inseriert werden. ☐

**c** Der Begriff Sinuslift stammt aus dem Lateinischen. ☐

**d** Knochen kann zur Verbesserung des Implantatbettes am Boden der Kieferhöhle eingebracht werden. ☐

**e** Der Zugang kann über ein Knochenfenster von der Seite geschaffen werden. ☐

**37** Verbinden Sie mit Pfeilen die Fachwörter mit den entsprechenden Erklärungen.

| | |
|---|---|
| 1. Osteomyelitis | a) Knochenglättung nach Zahnextraktion |
| 2. Sequester | b) vom Restknochen abgegrenztes, abgestorbenes Knochenareal |
| 3. Alveolotomie | c) Knochenmarksentzündung |
| 4. Reimplantation | d) Wiedereinpflanzung von eluxierten Zähnen |
| 5. Knochenaugmentation | e) Erhöhung des Knochenangebotes durch Knochenaufbau |

**38** Welche Eingriffe zählen zur präprothetischen Chirurgie?

..............................

..............................

..............................

..............................

..............................

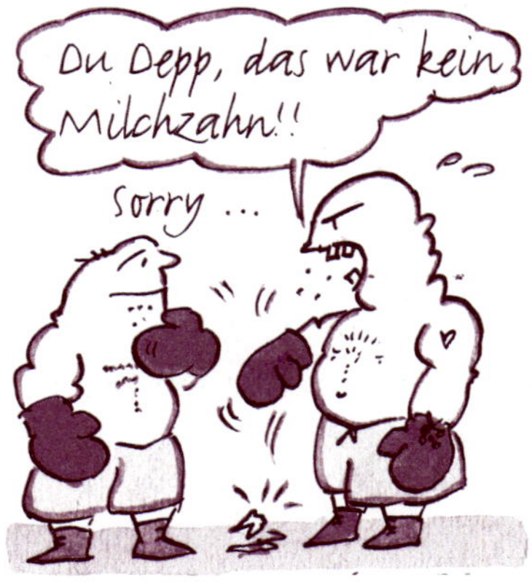

**39** Welche Maßnahmen sind bei der Eluxation eines Zahnes zu beachten?

..................................................

..................................................

..................................................

**40** Es gibt gutartige und bösartige Tumoren. Diese unterscheiden sich in ihrem Wachstumsverhalten und Aussehen. Ordnen Sie den beiden Tumorarten die folgenden Kennzeichen zu.

1. gutartiger Tumor
2. bösartiger Tumor

a) Tumor setzt keine Metastasen
b) Zellen sind wenig verändert
c) Tumor zeigt ein schnelles Wachstum
d) Tumor dringt in Nachbargewebe ein
e) Tumor wächst langsam
f) Tumor wird radikal chirurgisch operiert
g) Tumor zeigt ein abgegrenztes Wachstum
h) Bestrahlung und Chemotherapie sind weitere Möglichkeiten der Therapie

**41** Definieren Sie stichpunktartig die folgenden Begriffe aus der Arzneimittellehre.

*frei verkäuflich:* ..................................................

..................................................

*verschreibungspflichtig:* ..................................................

..................................................

*apothekenpflichtig:* ..................................................

*Betäubungsmittel:* ..................................................

..................................................

..................................................

**42** Welche Informationen muss die Verpackung eines Medikamentes enthalten?

..................................................

..................................................

..................................................

**43** Medikamente können lokal oder systemisch verabreicht werden. Ordnen Sie die Beispiele den Verabreichungsformen zu.

1. lokale Verabreichung
2. systemische Verabreichung

a) Fluoridlack
b) Creme
c) Tabletten
d) Augensalbe
e) Spritze
f) Zäpfchen

**44** Welche Aussagen zu Arzneimittelformen treffen zu?
☒☒☒

**a** Eine Creme ist eine Öl-in-Wasser-Emulsion. ☐
**b** Bei Kapseln befindet sich der Wirkstoff in einer Hülle, die erst im Magen zersetzt wird. ☐
**c** Zäpfchen werden auch Suppositorien genannt. ☐
**d** Dragees sind große Tabletten. ☐
**e** Bei einer Lösung ist der Wirkstoff in Wasser oder Alkohol gelöst. ☐

**45** Erklären Sie die Begriffe „enterale Applikation" und „parenterale Applikation" und nennen Sie jeweils Beispiele dazu.

*enterale Applikation:* ..................................................

..................................................

..................................................

*parenterale Applikation:* ..................................................

..................................................

**46** Bei der parenteralen Applikation wird der Magen-Darm-Trakt umgangen. Die Injektion als parenterale Applikationsform kann an unterschiedlichen Stellen des Körpers erfolgen. Definieren Sie folgende Injektionsarten.

| | |
|---|---|
| a) intravenöse Injektion | ........................................ |
| b) subkutane Injektion | ........................................ |
| c) intramuskuläre Injektion | ........................................ |
| d) submuköse Injektion | ........................................ |

**47** Benennen Sie das Anwendungsgebiet der folgenden Arzneimittelgruppen.

| | |
|---|---|
| a) Hämostyptika | ........................................ |
| b) Antibiotika | ........................................ |
| c) Antikoagulanzien | ........................................ |
| d) Antimykotika | ........................................ |
| e) Analgetika | ........................................ |
| f) Antiphlogistika | ........................................ |
| g) Vasokonstringenzien | ........................................ |

**48** Worauf muss man bei der Aufbewahrung von Medikamenten achten?

........................................

........................................

........................................

........................................

........................................

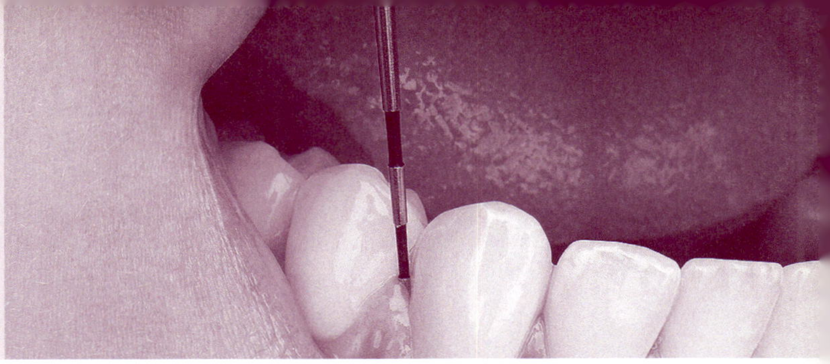

# 10a Behandlungen von Erkrankungen der Mundhöhle und des Zahnhalteapparates begleiten

**1** Der Zahnhalteapparat (Parodontium) ist eine funktionelle Einheit aus vier Bestandteilen. Nennen Sie den deutschen und lateinischen Fachbegriff.

..........

..........

..........

..........

**Parodontium**
→ *Behandlungsassistenz, S. 326*

**2** Beschriften Sie die folgende Abbildung des Parodontiums mit den Fachbegriffen.

*1* ..........

*2* ..........

*3* ..........

*4* ..........

*5* ..........

*6* ..........

*7* ..........

*8* ..........

*9* ..........

*10* ..........

*11* ..........

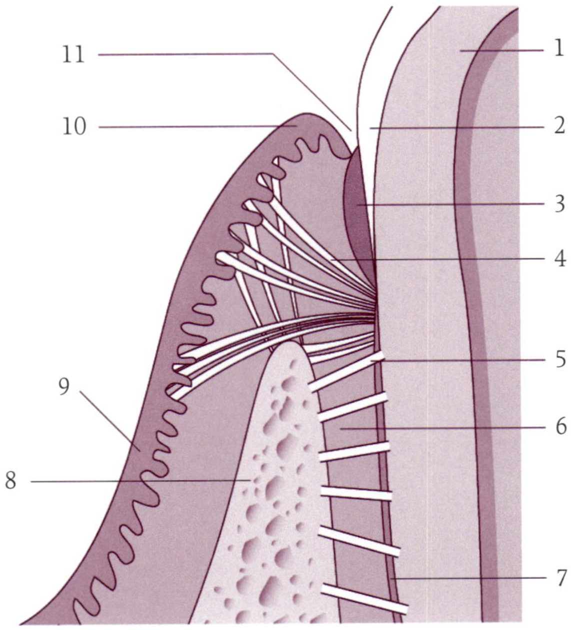

**3** Verbinden Sie mit Pfeilen die Begriffe mit den jeweiligen Definitionen.

| | |
|---|---|
| 1. Wurzelzement | a) Spalt zwischen Wurzel und Alveolarknochen, mit Blut-, Lymphgefäßen, Nervenfasern, Sharpey-Fasern |
| 2. Sulkus | b) ringförmiges Saumepithel (verbindet die Gingiva mit dem Zahn) und die Sharpey-Fasern im Desmodont |
| 3. Desmodont | c) oberste Schicht der Wurzel; hier haften die Sharpey-Fasern an, die zum Alveolarknochen ziehen |
| 4. Attachment | d) 1–2 mm tiefe Furche zwischen marginaler Gingiva und Zahnoberfläche |

**4** Bakterielle Beläge sind die Hauptursache für die Entstehung von entzündlichen Parodontalerkrankungen. Welche Aussagen sind **richtig**?

☒ ☒ ☒

**a** Plaque ist ein weicher, aber fest haftender Belag, der durch gründliches Spülen zu entfernen ist. ☐

**b** Plaque besteht aus einer klebrigen Grundsubstanz, in der viele verschiedene Bakterienarten geschützt leben. ☐

**c** CHX-Lösungen können die Plaque nicht zerstören, nur mechanisches Bearbeiten (Zähneputzen) ist wirksam. ☐

**d** Wenn supragingivale Plaque durch Mineralsalze verkalkt, dann spricht man von Konkrementen. ☐

**e** Plaque bezeichnet man auch als oralen Biofilm. ☐

**f** Wenn subgingivale Plaque durch Mineralsalze verkalkt, dann spricht man von Zahnstein. ☐

**5** Ergänzen Sie die fehlenden Begriffe in den folgenden Schemata.

*1* ..............................................................

*2* ..............................................................

*3* ..............................................................

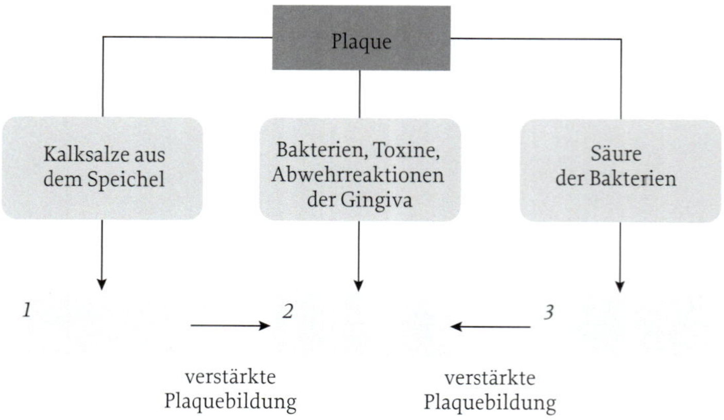

*1* ..............................

*2* ..............................

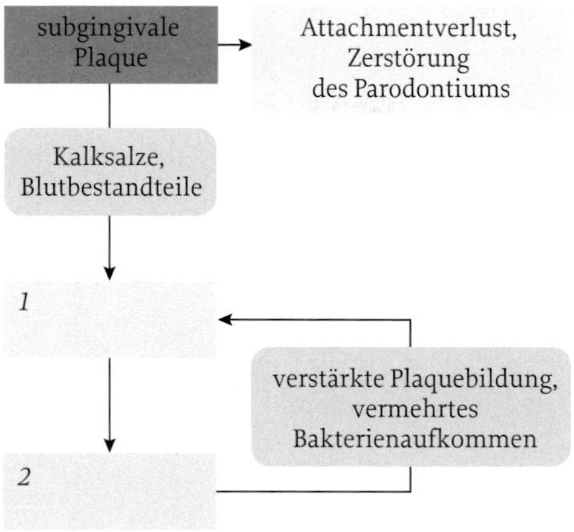


**6** Beschreiben Sie den Verlauf einer chronischen Parodontitis anhand der unten stehenden Abbildungen.

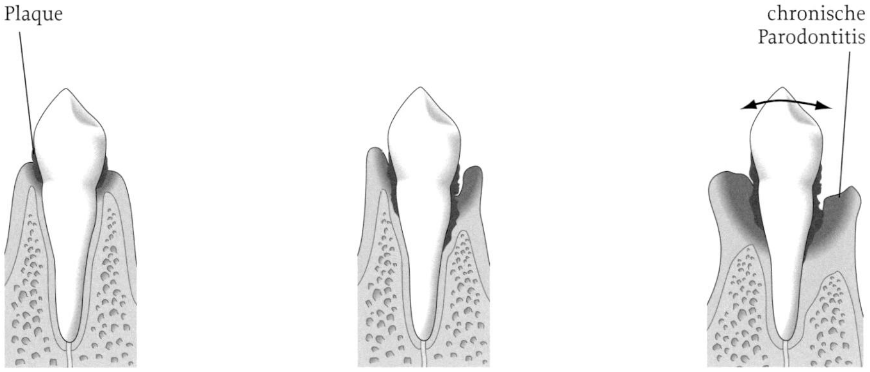


.............................. .............................. ..............................

.............................. .............................. ..............................

.............................. .............................. ..............................

.............................. .............................. ..............................

**7** Sie hören dabei zu, wie Ihre Zahnärztin einem Patienten den Unterschied zwischen einer Gingivitis und einer Parodontitis erklärt. Ordnen Sie die folgenden Definitionen diesen beiden PA-Erkrankungen zu.

| | |
|---|---|
| .............................. | Attachmentverlust, Zahnfleischtaschen, Knochenabbau, Zahnbeweglichkeit, Zahnverlust, Rückgang von Gingiva und Alveolarknochen; ist irreversibel |
| .............................. | Rötung, Schwellung, Blutung der Gingiva, vermehrte Sulkusflüssigkeit, kein Attachmentverlust, keine Taschenbildung; ist reversibel |

**8** Manche Patienten bekommen sehr schnell eine entzündliche PA-Erkrankung, andere nicht. Denn viele Faktoren spielen dabei eine Rolle. Ergänzen Sie das folgende Schema mit acht Beispielen.

..............................................................................................................................

..............................................................................................................................

..............................................................................................................................

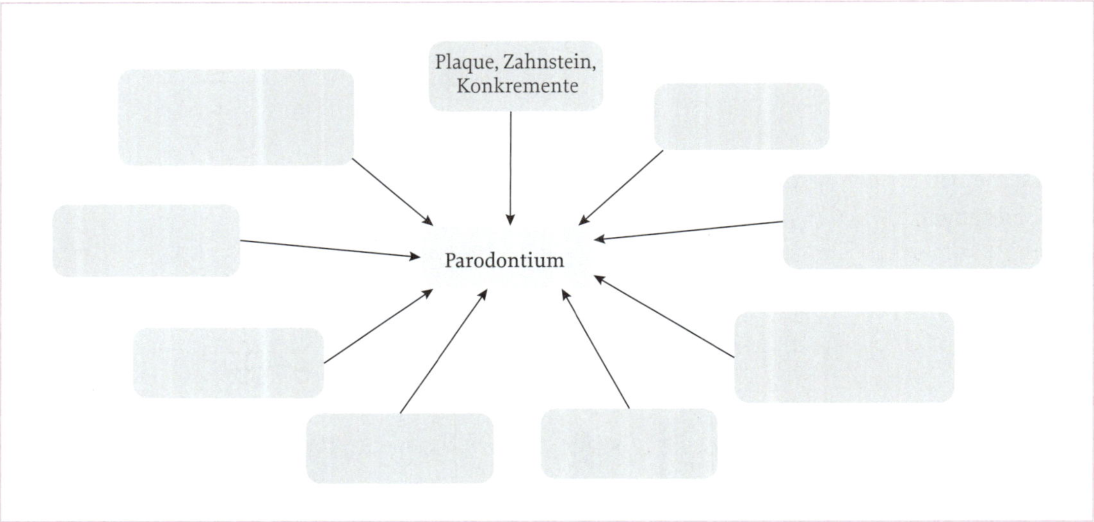


**9** Sie betrachten Fotos von nichtentzündlichen Parodontalerkrankungen und überlegen, welche Symptome zu sehen sind.
Ordnen Sie der jeweiligen Erkrankung die richtige Beschreibung zu.

| | |
|---|---|
| 1. Rezession | a) Wucherung der Gingiva, Entstehung von Pseudotaschen |
| 2. Gingivahyperplasie | b) knotenförmige, gutartige Wucherung des parodontalen Gewebes eines Zahnes, Verlust des Halts im Zahnhalteapparat |
| 3. Alveolaratrophie | c) Rückgang der Gingiva, Zahnhals und später die Wurzeloberfläche liegen frei |
| 4. Epulis | d) Abbau des Alveolarknochens trotz vorhandener Zähne, erhöhte Zahnbeweglichkeit – Parodontose |

**10** Beschriften Sie die folgenden Abbildungen von nichtentzündlichen PA-Erkrankungen.

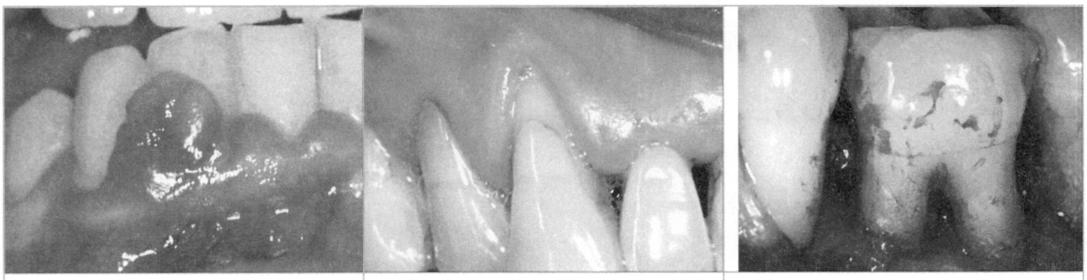

| | | |
|---|---|---|
| ........................................ | ........................................ | ........................................ |
| ........................................ | ........................................ | ........................................ |

**11** Welche Behandlungsziele möchte man mit einer PA-Behandlung erreichen? Nennen Sie fünf Ziele.

**Parodontalbehandlung**
→ *Behandlungsassistenz, S. 340*

..............................................................................................................................................

..............................................................................................................................................

..............................................................................................................................................

..............................................................................................................................................

..............................................................................................................................................

**12** Die PA-Behandlung erfolgt systematisch. Benennen Sie die einzelnen Schritte im folgenden Schema.

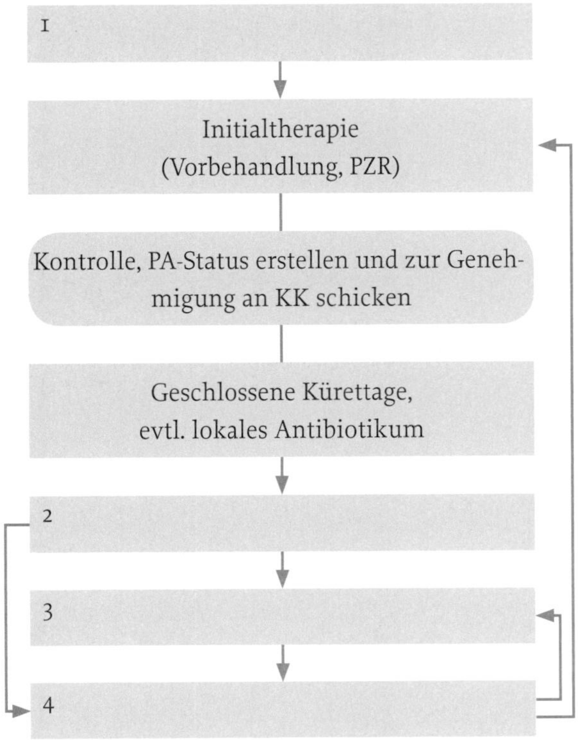


*1* ..............................................................................

..............................................................................

*2* ..............................................................................

*3* ..............................................................................

*4* ..............................................................................

Die parodontale Gesundheit und Mitarbeit des Patienten wird ständig kontrolliert und gegebenenfalls erfolgt die Zuweisung des Patienten in eine andere Therapiephase.

**13** Bei der Befunderhebung kann der Parodontale Screening-Index (PSI) ermittelt werden. Welche Aussagen zum PSI sind **richtig**?

☒☒☒

- **a** Das Gebiss wird in Sextanten eingeteilt. ☐
- **b** Das Gebiss wird in Quadranten eingeteilt. ☐
- **c** Die Zähne werden an vier Stellen mit einer WHO-Sonde sondiert. ☐
- **d** Die Zähne werden an sechs Stellen mit einer WHO-Sonde sondiert. ☐
- **e** Nur der höchste Wert (Code 0–4) eines Sextanten wird in ein Befundschema eingetragen. ☐
- **f** Alle Werte höher als Code 1 werden in ein Befundschema eingetragen. ☐

**14** Beim PSI-Befund sind fünf verschiedene Codewerte möglich. Ordnen Sie jeder Befundbeschreibung die Bewertungsgrade zu, indem Sie den Codewert 0–4 und die mögliche Diagnose in die Tabelle eintragen.

| Befund | Codewert, Diagnose |
|---|---|
| a) leichte Blutung auf Sondierung, Plaque vorhanden, keine Tasche | ................ |
| b) starke Blutung auf Sondierung, viele supra- und subgingivale Beläge, Sondierung bis zum schwarzen Band der PA-Sonde | ................ |
| c) keine Blutung, keine Beläge, keine Taschenbildung | ................ |
| d) starke Blutung auf Sondierung, viele supra- und subgingivale Beläge, das schwarze Band der Sonde verschwindet vollständig | ................ |
| e) Blutung auf Sondierung, supra- und subgingivale Beläge, keine Tasche | ................ |

**15** Die Zahnärztin erstellt einen PA-Plan. Welche Befunde müssen in das Zahnschema des PA-Plans eingetragen werden?

☒☒☒☒☒

- **a** Sondierungstiefen der Taschen ☐
- **b** fehlende Zähne sind durchzukreuzen ☐
- **c** vorhandene Wurzelfüllungen ☐
- **d** Ergebnis der Vitalitätsprobe ☐
- **e** Grad der Zahnlockerung ☐
- **f** kariöse Zähne ☐
- **g** Grad des Furkationsbefalls ☐
- **h** Rezessionen ☐

**16** In der Initialtherapie werden die Beläge durch geschlossene Kürettage entfernt. Verbinden Sie die einzelnen Arbeitsschritte mit den Beschreibungen.

| | |
|---|---|
| 1. Scaling | a) Entfernen von entzündetem Taschengewebe |
| 2. Root Planing | b) Entfernen aller supra- und subgingivalen Beläge (Plaque, Zahnstein und Konkremente) |
| 3. Weichgewebskürettage | c) Entfernen von entzündetem Wurzelzement, Glätten der Wurzeloberfläche |

**17** Bei Taschen von mehr als 5 mm kann es notwendig sein, eine offene Kürettage durchzuführen. Nennen Sie die drei gegenüber der geschlossenen Kürettage zusätzlich notwendigen Arbeitsschritte.

**Offene Kürettage**
→ *Behandlungsassistenz, S. 346*

........................................................................................................

........................................................................................................

........................................................................................................

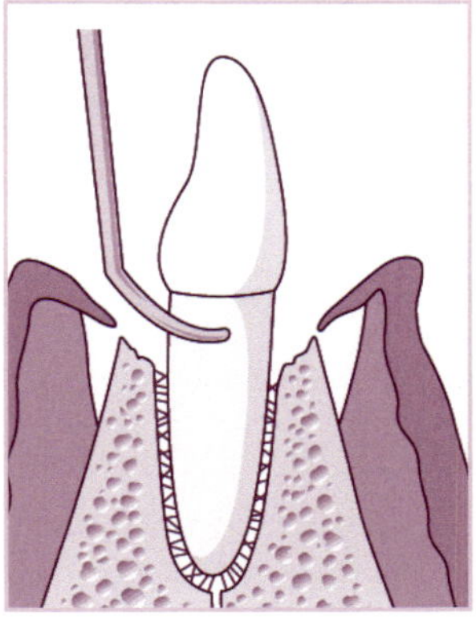

**18** Im Rahmen der parodontalchirurgischen Therapie sind verschiedene chirurgische Eingriffe möglich. Verbinden Sie die Behandlungsmaßnahmen mit den entsprechenden Beschreibungen.

| | |
|---|---|
| 1. regenerative Parodontitistherapie | a) Tunnelierung oder Prämolarisierung zur besseren Reinigung einer freiliegenden Furkation |
| 2. Furkationsbehandlung | b) Deckung von Rezessionen, Lösen von Bändern und Fasern |
| 3. Gingivektomie | c) Herstellen der natürlichen, girlandenförmigen Form der Gingiva |
| 4. Gingivoplastik | d) Regeneration des zerstörten Zahnhalteapparates mithilfe von Knochenersatzmaterial und Membranen |
| 5. Mukogingivalchirurgie | e) Abtragen von Zahnfleisch |

**19** In Ihrer Praxis hören Sie oft den Begriff „Recall“. Im Rahmen einer PA-Behandlung spricht Ihre Chefin manchmal auch von einer „unterstützenden Parodontitistherapie“. Was meint sie damit?

................................................................................

................................................................................

................................................................................

................................................................................

**20** Beschriften Sie die folgenden Instrumente aus der Parodontologie.

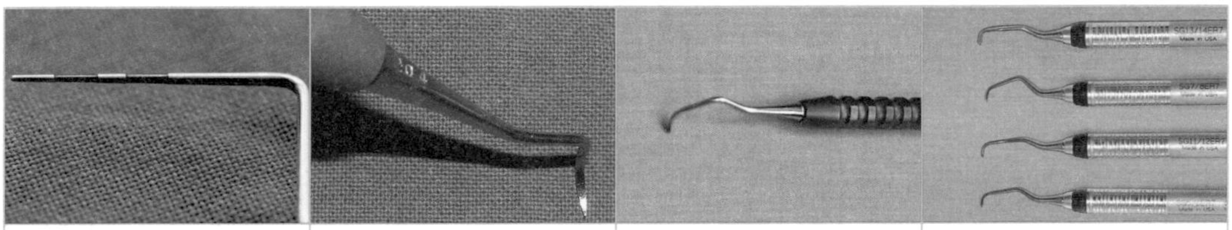

| | | | |
|---|---|---|---|
| .................... | .................... | .................... | .................... |

Ultraschallgeräte zur Belagsentfernung
→ *Behandlungsassistenz, S. 354*

**21** Ihre Kollegin ist Zahnmedizinische Prophylaxeassistentin. Sie erklärt Ihnen, was man beim Einsatz von Ultraschallgeräten zur Belagsentfernung beachten muss.
Nennen Sie sechs Punkte und begründen Sie diese.

................................................................................

................................................................................

................................................................................

................................................................................

................................................................................

................................................................................

................................................................................

................................................................................

................................................................................

................................................................................

**22** Verbinden Sie mit Pfeilen die Mundhöhlenerkrankungen (links) mit den Beschreibungen (rechts).

| | |
|---|---|
| 1. Stomatitis | a) virusbedingte Bläschenbildung im Mund oder an den Lippen |
| 2. Herpes simplex | b) weißer, nicht abwischbarer Fleck auf der Schleimhaut, evtl. Präkanzerose (Krebsvorstufe) |
| 3. Soor | c) Druckstelle |
| 4. Leukoplakie | d) bakteriell bedingte Entzündung der Mundschleimhaut |
| 5. Aphthen | e) schmerzhafte Einrisse in den Mundwinkeln |
| 6. Rhagaden | f) Pilzinfektion = Mykose der Schleimhaut, weiße, abwischbare Beläge |
| 7. Dekubitus | g) Bläschen, umgeben von einem geröteten Hof, nach dem Aufplatzen schmerzhafte, offene Stelle |

**23** Wenn Zahn- und Kieferanomalien nicht behandelt werden, dann hat das Folgen. Nennen Sie fünf mögliche Störungen.

..................................................

..................................................

..................................................

..................................................

..................................................

**24** Was sind Habits? Kreuzen Sie die **richtigen** Aussagen an.

- **a** Singen im Chor ☐
- **b** lang anhaltendes Daumen- und Fingerlutschen ☐
- **c** Kauen von hartem Brot und Nüssen ☐
- **d** ständiges Nuckeln an Trinkflaschen, Gegenständen ☐
- **e** falsche Schlucktechnik, Fehlhaltung der Zunge ☐
- **f** Beißen auf harten Gegenständen ☐
- **g** Kaugummi kauen ☐

**25** Ergänzen Sie in der folgenden Tabelle die zugehörigen Erklärungen zu Fachbegriffen aus dem Bereich der Mundschleimhaut und des Parodontiums.

| | |
|---|---|
| Alveole | |
| Approximalraum (= Interdentalraum) | |
| attached Gingiva (= befestigte Gingiva; Gingiva propria) | |
| Attachment (engl.) attached | |
| Desmodont, Desmodontium, Periodont | |
| freie Gingiva (= marginale Gingiva; Gingiva marginalis) | |
| Gingiva | |
| Gingiva propria (= attached Gingiva; befestigte Gingiva) | |
| interdentale Gingiva | |
| Interdentalpapille | |
| Interdentalraum (= Approximalraum) | |
| marginale Gingiva (= freie Gingiva; Gingiva marginalis) | |
| Mukogingivalgrenze | |
| Mukosa, Mucosa | |
| Parodontium | |
| Parodontologie | |
| Periodont, Periodontium | |
| Sulkus (= Zahnfleischsulkus; Zahnfleischfurche; Sulcus gingivae) | |

**Zahn- und Kieferanomalien**
→ *Behandlungsassistenz, S. 364*

**26** Nennen Sie sechs Ursachen für Zahn- und Kieferanomalien.

**27** Die regelgerechte Okklusion, eine sogenannte eugnathe Verzahnung, kann man an fünf Zeichen erkennen. Nennen Sie diese Kennzeichen.

*1* ..............................................................................................................

..............................................................................................................

*2* ..............................................................................................................

..............................................................................................................

*3* ..............................................................................................................

..............................................................................................................

*4* ..............................................................................................................

..............................................................................................................

*5* ..............................................................................................................

..............................................................................................................

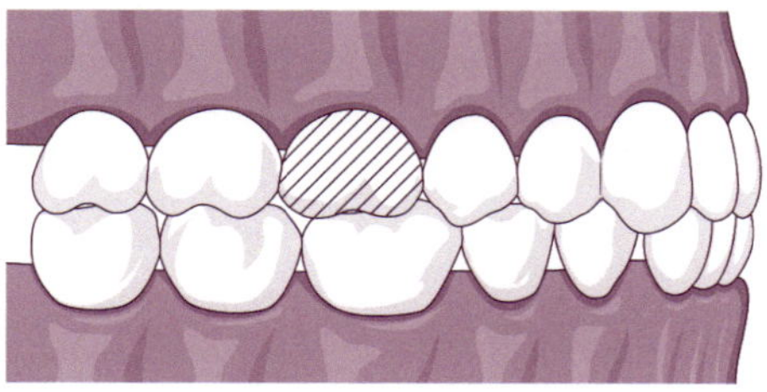

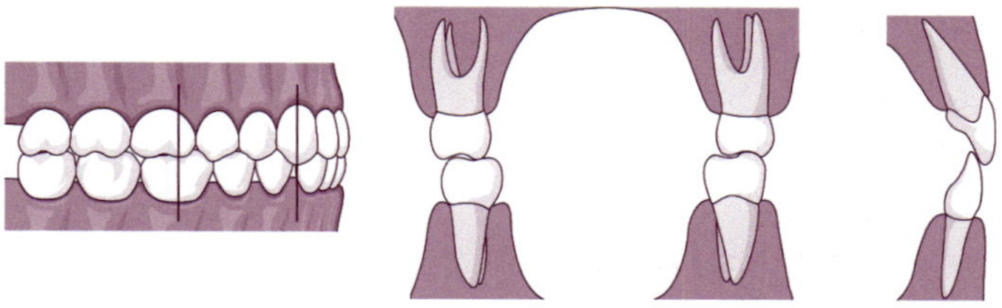

**28** Ihre Zahnärztin erklärt Ihnen in der Pause die verschiedenen Arten von Zahnfehlstellungen. Verbinden Sie die Beispiele mit den dazugehörigen Fehlstellungen.

| | |
|---|---|
| 1. Zahnengstand | a) Hypodontie – Zahnunterzahl<br>Hyperdontie – Zahnüberzahl<br>Anodontie – Fehlen aller Zähne |
| 2. Zahnstellungsabweichungen | b) Retention |
| 3. Zahnzahlabweichungen | c) Schiefstand, gedrehte Stellung aufgrund von zu wenig Platz |
| 4. Zahnmissbildungen | d) Diastema, Protrusion, Retrusion, Rotation, Elongation, Kippung |
| 5. Störungen beim Zahndurchbruch | e) Schmelzhypoplasie, verkümmert |

**29** Die folgenden Abbildungen zeigen die Klassifizierung der Okklusionsanomalien nach Angle. Beschriften Sie die Bilder mit der jeweiligen Klassifizierung.

| | | | |
|---|---|---|---|
| 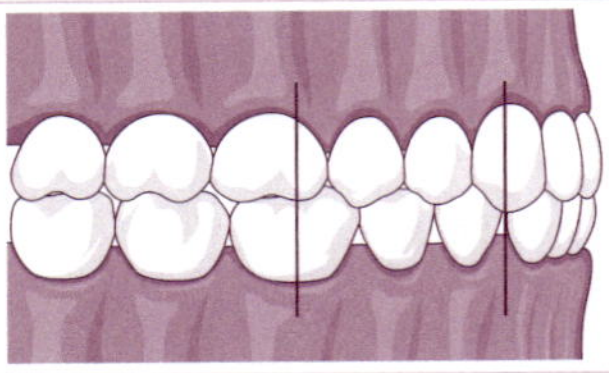 | 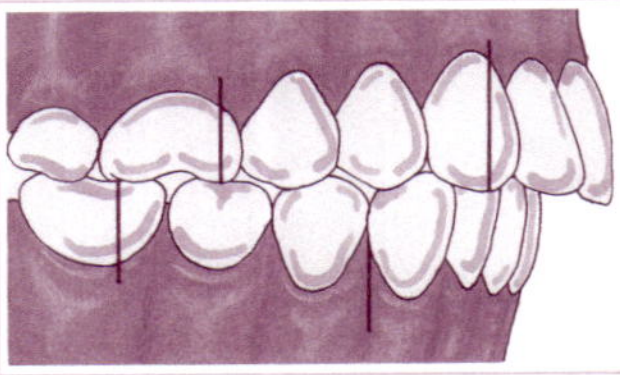 | 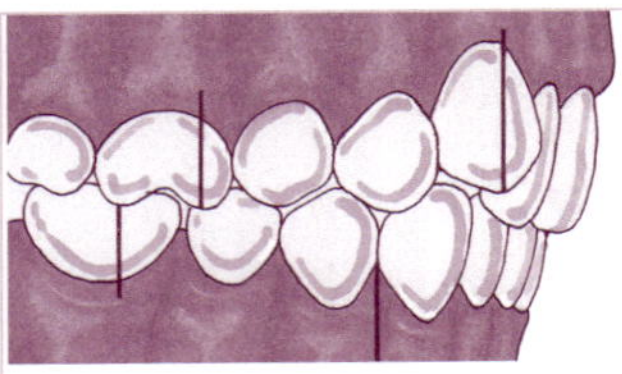 | 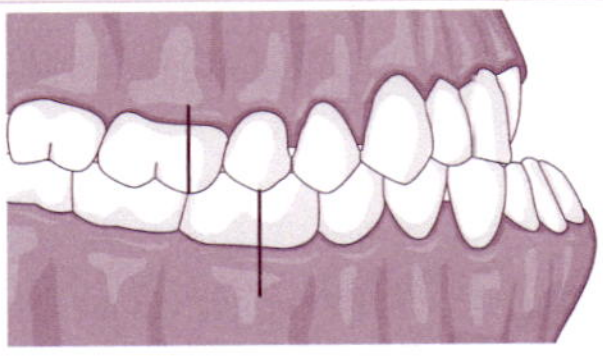 |
| ................................<br>................................<br>................................ | ................................<br>................................<br>................................ | ................................<br>................................<br>................................ | ................................<br>................................<br>................................ |

**keine regelgerechte Okklusion**
*→ Behandlungsassistenz, S. 367*

**30** Nennen Sie sieben Beispiele für eine Fehlstellung der Zahnreihen zueinander.

..............................................................................................................

..............................................................................................................

..............................................................................................................

..............................................................................................................

**31** Beschriften Sie die Abbildungen von Kieferanomalien mit dem zugehörigen Fachausdruck.

| | | |
|---|---|---|
| 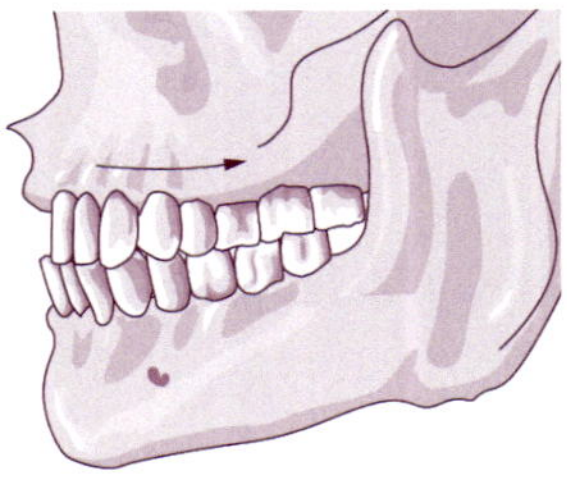 | 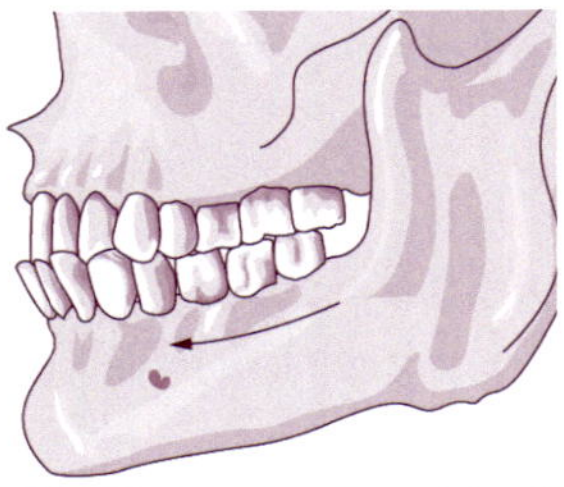 | 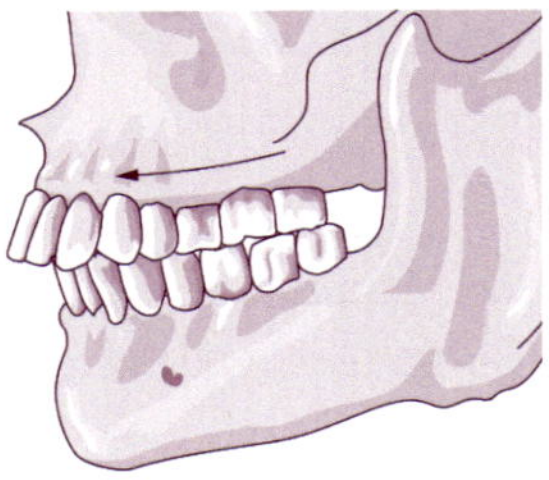 |
| ................................<br>................................ | ................................<br>................................ | ................................<br>................................ |
| 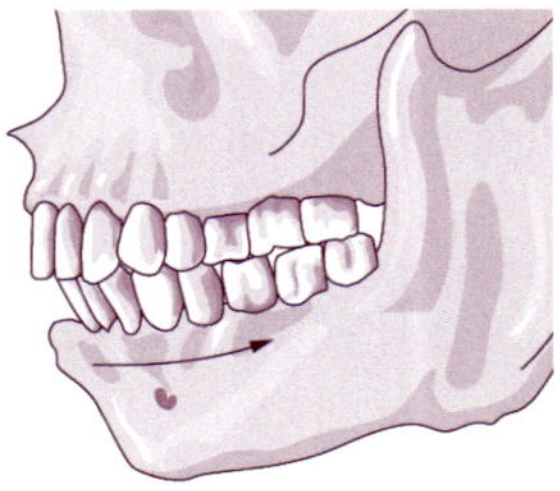 | 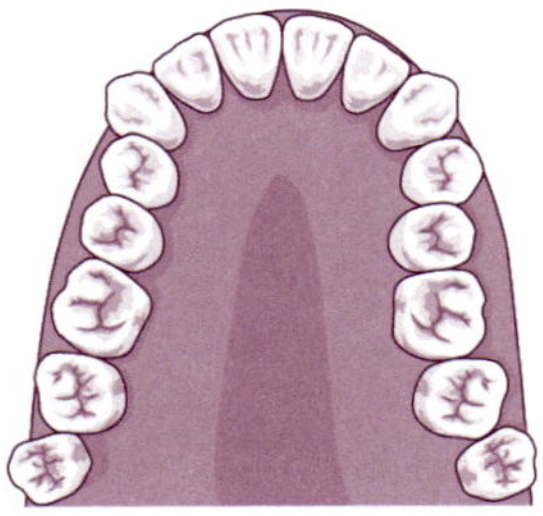 | |
| ................................<br>................................ | ................................<br>................................ | |

**32** Wie ist der Behandlungsablauf bei der kieferorthopädischen Behandlung?
Geben Sie die richtige Reihenfolge an.

Behandlungsplan ☐

Retentionsphase ☐

Befunderhebung, Diagnostik ☐

aktive Behandlung ☐

**33** Was gehört zu einer kieferorthopädischen Befunderhebung? Zählen Sie fünf Punkte auf.

..........................................................................................

..........................................................................................

..........................................................................................

..........................................................................................

..........................................................................................

**34** Die kieferorthopädischen Behandlungsgeräte lassen sich in intraorale und extraorale Geräte einteilen.
Ordnen Sie den intraoralen herausnehmbaren Geräten eine 1a zu, den intraoralen festsitzenden eine 1b, den extraoralen eine 2.

Positioner ☐

Mulitbandapparaturen ☐

aktive Platte ☐

Headgear ☐

FKO-Gerät ☐

Delaire-Maske ☐

**35** Sie unterhalten sich mit einer anderen Auszubildenden über aktive Platten.
Welche Aussagen dazu sind **richtig**?

**a** Die Geräte sind kostengünstig und stabil. ☐

**b** Aktive Platten müssen nur nachts getragen werden. ☐

**c** Aktive Platten können ganztags getragen werden. ☐

**d** Es besteht die Gefahr einer Überlastung des Parodontiums. ☐

**e** Es besteht keine erhöhte Kariesgefahr, da die Apparatur beim Zähneputzen herausgenommen werden kann. ☐

**f** Der Behandlungserfolg ist von der Mitarbeit des Patienten abhängig und kann sehr lange dauern. ☐

**36** Welche Beschreibung gehört zu welcher intraoralen KFO-Apparatur? Verbinden Sie mit Pfeilen.

| | |
|---|---|
| 1. aktive Platte | a) gehört zu den FKO-Geräten, nutzt passiv die eigenen Kräfte zur Regulierung aus, für OK und UK gleichzeitig |
| 2. Aktivator | b) besteht aus Brackets, Bogen, Ligaturen oder Gummiringen, evtl. Bändern |
| 3. Multiband-Bracketsystem | c) dient dem Erhalt des Behandlungserfolgs, festsitzend palatinal oder lingual angebracht |
| 4. Headgear | d) besteht aus einer Plattenbasis, Halteelementen, aktiven Elementen wie Labialbogen, Federn, Schrauben |
| 5. Retainer | e) besteht aus einem Innenbogen, der an den Molarenbändern befestigt wird, und einem Außenbogen, der über ein Band an Kopf und Nacken befestigt wird |

**37** Welche Aussagen zu festsitzenden Apparaturen sind **richtig**?

☒☒☒☒

- **a** Es sind nur leichte Korrekturen möglich. ☐
- **b** Der Behandlungserfolg ist unabhängig vom Patienten. ☐
- **c** Es besteht keine erhöhte Kariesgefahr, da die Apparatur beim Zähneputzen herausgenommen werden kann. ☐
- **d** Die Behandlungsdauer ist kürzer als bei Plattenapparaturen. ☐
- **e** Es besteht die Gefahr einer Überlastung des Parodontiums. ☐
- **f** Zur Reinigung benötigt der Patient Interdentalbürstchen oder Superfloss. ☐

**38** Ergänzen Sie in der Tabelle die zugehörigen Erklärungen zu Zahn- und Kieferanomalien.

| Anomalie | |
|---|---|
| Dysgnathie (griech. dys = falsch, schlecht; gnathos = Kiefer) | |
| Eugnathie (griech. eu = gut, richtig; gnathos = Kiefer) | |
| Habit | |
| Kieferkompression | |
| Mikrogenie (griech. mikros = klein; geneion = Kinn) | |
| Mikrognathie (griech. mikros = klein; gnathos = Kiefer) | |
| Progenie (lat. pro = vor; griech. geneion = Kinn) | |
| Prognathie (lat. pro = vor; griech. gnathos = Kiefer) | |

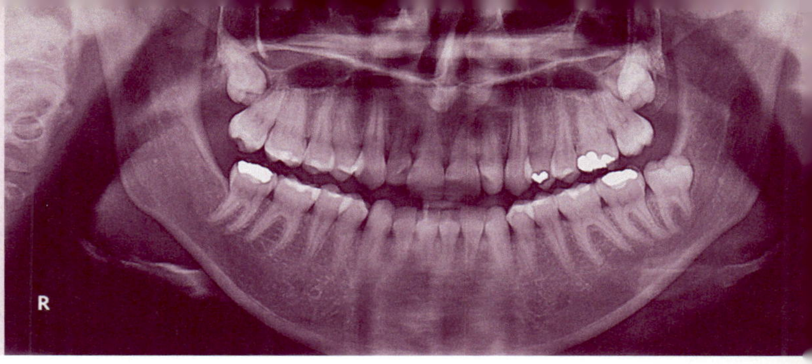


# 10b Röntgen- und Strahlenschutzmaßnahmen vorbereiten

**1** Ein Röntgenfilm entspricht dem Negativ beim normalen Fotografieren. Verbinden Sie mit Pfeilen, was zusammengehört.

1. helle Stellen auf dem Film
2. dunkle Stellen auf dem Film

a) apikale Entzündung
b) Aufhellung
c) strahlendurchlässiger Bereich
d) Verschattung
e) strahlenundurchlässiger Bereich
f) Sinusitis

**2** Die Röntgenstrahlung ist eine ähnliche Strahlung wie Licht. Welche Aussagen treffen auf Röntgenstrahlen und/oder auf Lichtstrahlen zu? Kreuzen Sie an.

| | Röntgenstrahlen | Lichtstrahlen |
|---|---|---|
| a) Sie sind sehr energiereich und können feste Stoffe durchdringen. | | |
| b) Sie gehören zu den elektromagnetischen Wellen. | | |
| c) Die Strahlenintensität nimmt mit größerem Abstand ab. | | |
| d) Sie breiten sich mit Lichtgeschwindigkeit geradlinig aus. | | |
| e) Sie bringen fluoreszierende Stoffe zum Leuchten. | | |
| f) Sie wirken schädigend auf das menschliche Gewebe und Erbgut. | | |
| g) Sie belichten fotografische Filme. | | |
| h) Sie haben eine ionisierende Wirkung. | | |
| i) Werden abgelenkt, wenn sie auf Materie treffen; Streustrahlung. | | |

**3** Für Röntgenstrahlen gilt das Abstandsquadratgesetz: Die Intensität der Röntgenstrahlung nimmt mit dem Quadrat der Entfernung von der Strahlenquelle ab. Dagegen wird die bestrahlte Fläche mit dem Abstand im Quadrat von der Strahlenquelle größer. Tragen Sie in die unten stehende Abbildung die bestrahlte Fläche in m² und die Strahlenintensität (als Bruch) ein.

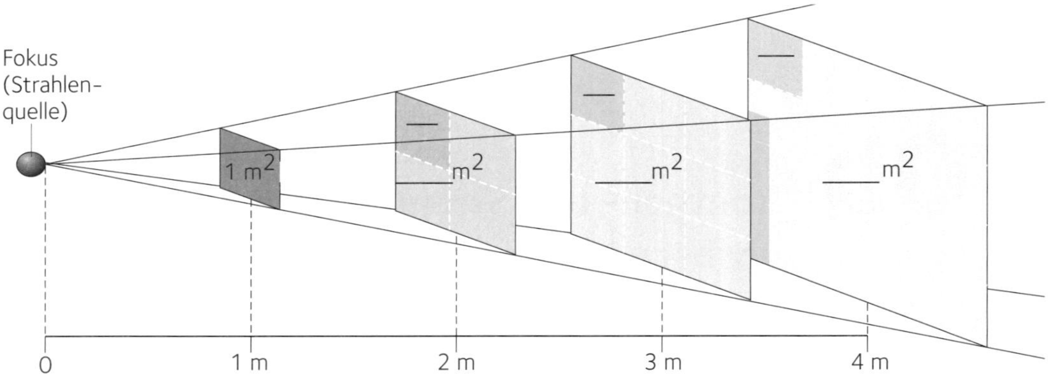


**4** Wie entstehen Röntgenstrahlen? Bringen Sie die folgenden Aussagen in die richtige Reihenfolge, indem Sie die Ziffern 1 bis 5 eintragen.

a) An der Anode, dem positiv geladenen Pol, prallen die Elektronen auf eine Metallscheibe. ☐

b) Mithilfe einer angelegten Hochspannung zwischen Kathode und Anode werden die Elektronen zur Anode hin beschleunigt. ☐

c) Durch das plötzliche Abbremsen wird die Bewegungsenergie der Elektronen in Wärmeenergie und in Röntgenstrahlen umgewandelt. ☐

d) Die Röntgenstrahlen verlassen die mit Blei ummantelte Röntgenröhre durch ein kleines Strahlenaustrittsfenster. ☐

e) Die Kathode, der negativ geladene Pol, wird aufgeheizt, sodass viele Elektronen austreten. ☐

**5** Beschriften Sie die folgende Abbildung einer Röntgenröhre.

*1* ...........................................

*2* ...........................................

*3* ...........................................

*4* ...........................................

*5* ...........................................

*6* ...........................................

*7* ...........................................

*8* ...........................................

*9* ...........................................

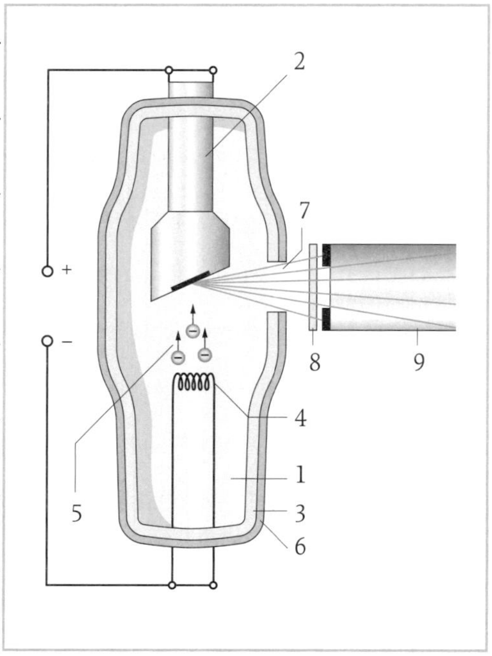

**6** Nennen Sie die vier Hauptaufgaben des Langtubus.

**Röntgenröhre**
→ *Behandlungsassistenz, S. 388*

..................................................

..................................................

..................................................

..................................................

..................................................

..................................................

..................................................

**7** Die Röntgenstrahlen werden durch die drei Parameter Röhrenspannung, Stromstärke und Belichtungszeit beeinflusst.

**A** Welche Aussagen zur Röhrenspannung sind **richtig**?
☒☒

**a** Wenn eine höhere Spannung angelegt wird, dann ist die Aufprallgeschwindigkeit der Elektronen an der Anode höher. ☐

**b** Wenn eine höhere Spannung angelegt wird, dann treten an der Kathode mehr Elektronen aus. ☐

**c** Wenn eine höhere Spannung angelegt wird, entstehen mehr Röntgenstrahlen. ☐

**d** Wenn eine höhere Spannung angelegt wird, dann entstehen härtere Röntgenstrahlen, die ein besseres Durchdringungsvermögen haben. ☐

**B** Welche Aussagen zur Stromstärke sind **richtig**?
☒☒

**a** Wird die Stromstärke erhöht, dann entstehen härtere Röntgenstrahlen, die ein schlechteres Durchdringungsvermögen haben. ☐

**b** Wird die Stromstärke erhöht, so treten an der Kathode mehr Elektronen aus. ☐

**c** Wird die Stromstärke erhöht, dann entstehen mehr Röntgenstrahlen. ☐

**d** Wird die Stromstärke erhöht, dann ist die Aufprallgeschwindigkeit der Elektronen höher. ☐

**C** Welche Aussagen zur Belichtungszeit sind **richtig**?
☒☒

**a** Je länger die Belichtungszeit ist, desto mehr Röntgenstrahlen entstehen. ☐

**b** Je länger die Belichtungszeit ist, desto höher ist die Aufprallgeschwindigkeit der Elektronen an der Anode. ☐

**c** Je länger die Belichtungszeit ist, desto dunkler wird die Aufnahme. ☐

**d** Je länger die Belichtungszeit ist, desto härtere Röntgenstrahlen entstehen, die ein besseres Durchdringungsvermögen haben. ☐

**8** Verbinden Sie, was zusammengehört.

| | |
|---|---|
| 1. Auf dem Display Ihres Dentalröntgengerätes sehen Sie die Angabe 0,06 s. Welcher Einstellparameter wird hier angegeben und wovon hängt die Einstellung ab? | a) Dies ist die Einstellung der Röhrenspannung. Sie ist abhängig von der Größe des Patienten. |
| 2. Auf dem Display Ihres OPG-Gerätes sehen Sie die Angabe 70 kV. Welcher Einstellparameter wird hier angegeben und wovon hängt die Einstellung ab? | b) Dies ist die Einstellung für die Einschaltdauer. Sie hängt davon ab, welche Zahnregion geröntgt wird. |

**9** Nennen Sie die zwei Bildträgersysteme beim digitalen Röntgen und beschreiben Sie diese kurz.

..............................................................................

..............................................................................

..............................................................................

..............................................................................

..............................................................................

..............................................................................

**10** Beschriften Sie die folgende Abbildung eines analogen Röntgenfilms im Querschnitt.

*1* ..............................................................................

*2* ..............................................................................

*3* ..............................................................................

*4* ..............................................................................

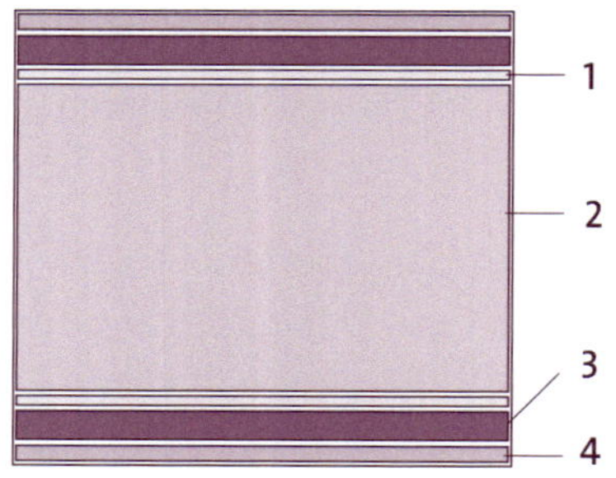


**11** Es gibt unterschiedliche Zahnfilmformate. Verbinden Sie mit Pfeilen die jeweilige Größe eines Zahnfilms mit seiner Verwendung.

| | |
|---|---|
| 1. Standard-Zahnfilm, 3 x 4 cm | a) zur Diagnostik von Approximalkaries |
| 2. kleiner Zahnfilm, 2 x 3 cm | b) für Aufbissaufnahmen des Mundbodens oder des Gaumens |
| 3. Bissflügel-Zahnfilm, 2,5 x 5,5 cm | c) bei Kindern oder engen Verhältnissen |
| 4. großer Zahnfilm, 5,5 x 7,5 cm | d) Aufnahme von bis zu drei Zähnen |

**12** Welche Aussagen zum Zahnfilm sind **richtig**?

☒ ☒ ☒

**a** Die Oberkante des Films liegt parallel zur Okklusionsfläche der Zähne und überragt diese um ca. 3 mm. ☐

**b** Die Rückseite des Films mit einer kleinen tastbaren Erhebung zeigt zum Tubus. ☐

**c** Auf der Vorderseite des Films befindet sich eine Bleifolie. ☐

**d** Die Bleifolie schützt das Gewebe hinter dem Film vor unnötiger Strahlenbelastung. ☐

**e** Die Bleifolie schützt den Film vor nochmaliger Belichtung durch Streustrahlung von hinten. ☐

**13** Das Entwickeln und Fixieren eines konventionellen Röntgenfilms gliedert sich in mehrere Schritte. Ordnen Sie die unten stehenden Beschreibungen den einzelnen Schritten zu, indem Sie die Ziffern 1 bis 6 dahinterschreiben.

| | |
|---|---|
| **1** – Belichtung des Films | **4** – Fixierbad |
| **2** – Entwicklerbad | **5** – Endwässerung |
| **3** – Zwischenwässerung | **6** – Trocknung |

a) Die Oberfläche wird hart und unempfindlich. ☐

b) Die unbelichteten Silberbromidteilchen werden herausgelöst, schwarze Silberkörnchen bleiben zurück. Das Bild wird lichtunempfindlich und haltbar gemacht. ☐

c) Die Silberbromidteilchen werden verändert, es entsteht ein noch nicht sichtbares, latentes Bild. ☐

d) Belichtete Silberbromidteilchen werden in metallisches schwarzes Silber umgewandelt. Das Bild wird sichtbar gemacht, ist aber noch lichtempfindlich. ☐

e) Der Entwickler wird abgespült, damit das Fixierbad nicht verunreinigt wird. ☐

f) Alle Chemikalien werden abgespült. ☐

**14** Erläutern Sie die Aufgabe der beiden Verstärkerfolien in einer extraoralen Filmkassette.

**Extraorale Filmkassette**
→ *Behandlungsassistenz, S. 394*

..............................................................................................................

..............................................................................................................

..............................................................

..............................................................

..............................................................

..............................................................

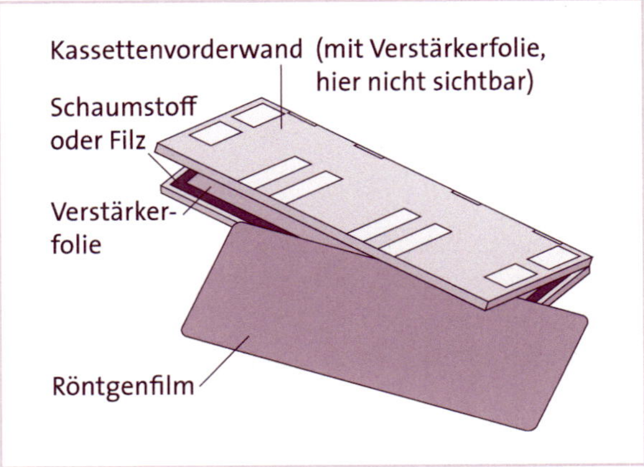

**Digitales Röntgen**
→ *Behandlungsassistenz, S. 391*

**15** Ihre Zahnärztin überlegt, ob sie ein digitales Röntgengerät anschaffen soll. Nennen Sie drei Vorteile und drei Nachteile des digitalen Röntgens.

*Vorteile:*

*Nachteile:*

**Filmhalter**
→ *Behandlungsassistenz, S. 397*

**16** In den meisten Fällen verwendet Ihre Kollegin beim intraoralen Röntgen einen Filmhalter. Nennen Sie die drei Vorteile bei der Verwendung von Filmhaltern.

**17** Beschriften Sie die folgende Abbildung der Paralleltechnik bei intraoralen Röntgenaufnahmen.

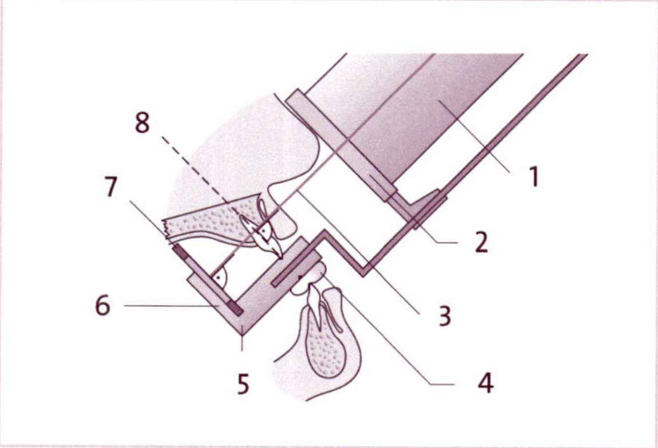


*1*

*2*

*3*

*4*

*5*

*6*

*7*

*8*

**18** In der Pause zeichnet Ihre Kollegin eine Skizze von der Halbwinkeltechnik auf. Beschriften Sie diese.

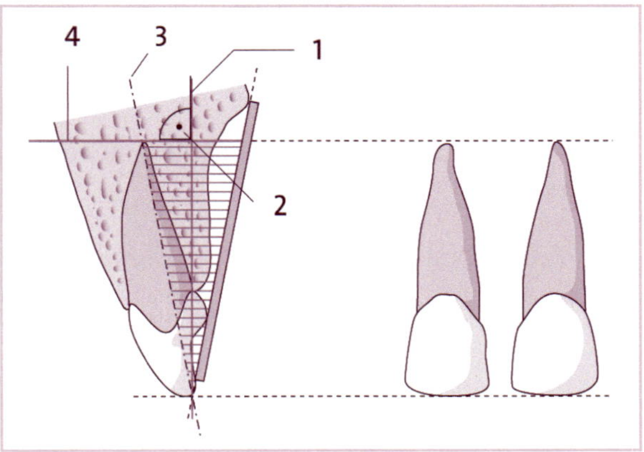


*1* ..................................................

*2* ..................................................

*3* ..................................................

*4* ..................................................

**19** Definieren Sie die Paralleltechnik.

..................................................

..................................................

**20** Definieren Sie die Halbwinkeltechnik.

..................................................

..................................................

**21** Wenn bei der Halbwinkeltechnik der Zentralstrahl senkrecht auf die Bildträgerebene eingestellt wird, was trifft dann zu? Kreuzen Sie die richtigen Aussagen an.

☒☒

**a** Der Tubus ist zu steil eingestellt. ☐

**b** Der Zahn wird verkürzt abgebildet. ☐

**c** Der Zahn wird verlängert abgebildet. ☐

**d** Der Tubus ist zu flach eingestellt. ☐

**22** Wenn bei der Halbwinkeltechnik der Zentralstrahl senkrecht auf die Zahnachse eingestellt wird, was hat das für Folgen? Kreuzen Sie die richtigen Aussagen an.

☒☒

**a** Der Zahn wird verkürzt abgebildet. ☐

**b** Der Zahn wird verlängert abgebildet. ☐

**c** Der Tubus ist zu flach eingestellt. ☐

**d** Der Tubus ist zu steil eingestellt. ☐

**23** Welche Aussagen zu den Aufnahmetechniken sind **richtig**?

☒☒

- **a** Je größer der Abstand zwischen dem zu röntgenden Zahn und dem Film ist, desto originalgetreuer ist die Abbildung. ☐
- **b** Der Tubus wird senkrecht auf die Zahnbogentangente der darzustellenden Zähne eingestellt. ☐
- **c** Bei der Paralleltechnik wird der Bildträger senkrecht zur Zahnachse ausgerichtet. ☐
- **d** Bei der Halbwinkeltechnik wird der Zentralstrahl senkrecht zur Bildträgerebene eingestellt. ☐
- **e** Um bei der Halbwinkeltechnik eine Überlagerung der OK-Zahnwurzeln durch das Jochbein zu vermeiden, wird zwischen Zahnkrone und Bildträger eine Watterolle eingelegt. Diese Einstellung wird Le-Master-Einstellung genannt. ☐

**24** Ordnen Sie den folgenden Aufnahmearten die entsprechende Beschreibung zu.

| | |
|---|---|
| 1. Bissflügelaufnahme | a) Der Tubus wird nach mesial oder distal verschoben, um hintereinanderliegende Wurzeln getrennt darstellen zu können. |
| 2. Aufbissaufnahme | b) Sie dient der Lagebestimmung von verlagerten Zähnen, Zysten, Speichelsteinen, Frakturen. |
| 3. exzentrische Aufnahme | c) Der Zentralstrahl trifft senkrecht auf die Zahnbogentangente. Das ist die übliche Einstellung des Tubus. |
| 4. orthoradiale Aufnahme | d) Auf dieser Aufnahme sind die Kronen der Seitenzähne im OK und UK ohne Wurzelspitzen zu sehen. Sie dient hauptsächlich der Kariesdiagnostik im Approximalraum. |

**25** Die Zahnärztin bittet Sie, bei einer Patientin nach einer Wurzelkanalfüllung eine Kontrollröntgenaufnahme am Zahn 24 zu machen. Welche Einstellung würden Sie wählen? Begründen Sie Ihre Entscheidung.

.................................................................................................

.................................................................................................

.................................................................................................

**26** Ihre Kollegin erklärt Ihnen, was es für verschiedene extraorale Aufnahmen gibt. Welche Aufnahmearten passen zu welcher Beschreibung? Verbinden Sie mit Pfeilen.

| | |
|---|---|
| 1. Orthopantomogramm | a) bei Kieferhöhlenentzündungen, Zysten |
| 2. Fernröntgenseitenaufnahme | b) gibt die Anatomie und Bewegung des Kondylus wieder |
| 3. Nasennebenhöhlenaufnahme | c) Übersichtsaufnahme aller Zähne und großer Teile der Kiefer |
| 4. Handaufnahme | d) zu KFO-Zwecken, seitliche Schädelaufnahme in mind. 1,5 m Entfernung |
| 5. digitale Volumentomografie | e) in der KFO zur Wachstumsbestimmung |
| 6. Kiefergelenkaufnahme | f) dreidimensionale Darstellung der Kiefer- und Schädelknochen, z. B. zur Planung von Implantaten |

**27** Nennen Sie sechs Einstellhilfen, um ein gutes OPG zu erhalten.

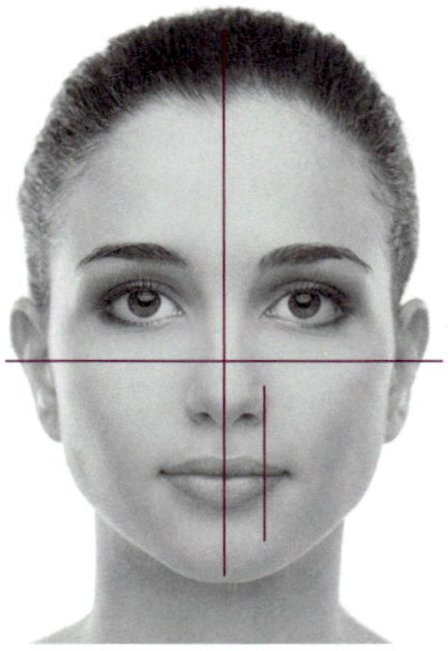

**28** Beim Erstellen von Röntgenbildern gibt es verschiedene Fehlermöglichkeiten.
Nennen Sie mindestens fünf Ursachen.

**Fehlerquellen bei der Erstellung von Röntgenbildern**
→ *Behandlungsassistenz, S. 405*

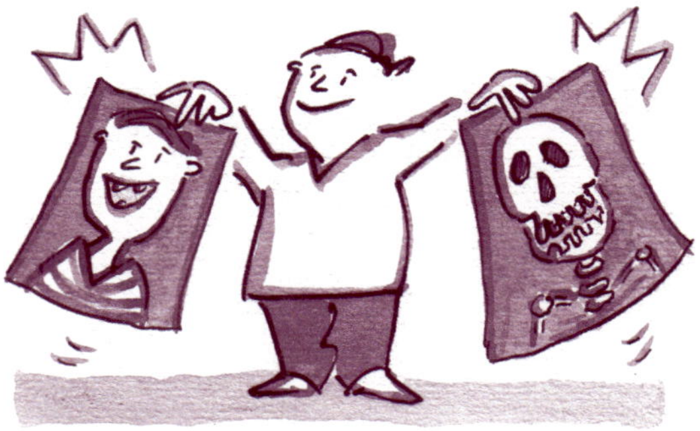

**29** Ihre Zahnärztin erklärt Ihnen, dass beim Röntgen keine Fehler passieren sollten, da das wiederholte Röntgen die Strahlenbelastung des Patienten erhöht. Was sind die Ursachen der Fehler in der unten stehenden Tabelle? Ergänzen Sie.

| Fehlerhaftes Röntgenbild | Ursache |
|---|---|
| Fingerabdrücke oder Kratzer auf dem Film | |
| schwarze oder helle Flecken auf dem Film | |
| Streifen auf dem Bild | |
| schillernde Farbschleier | |
| Röntgenaufnahme zu dunkel | |
| Röntgenaufnahme zu hell | |

**30** Wie lassen sich die beiden fehlerhaften OPG-Bilder erklären? Was wurde bei der Anfertigung falsch gemacht?

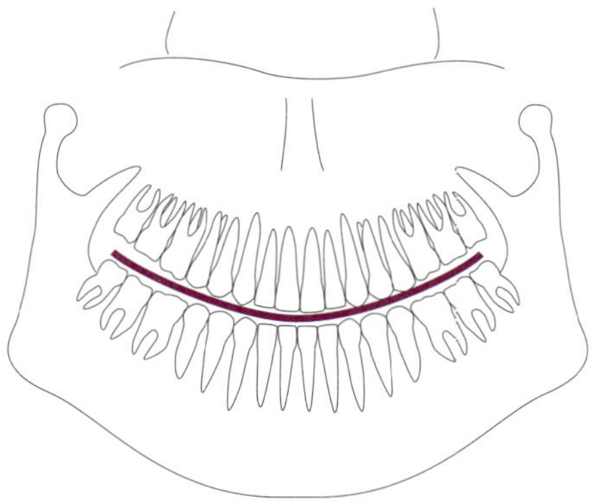

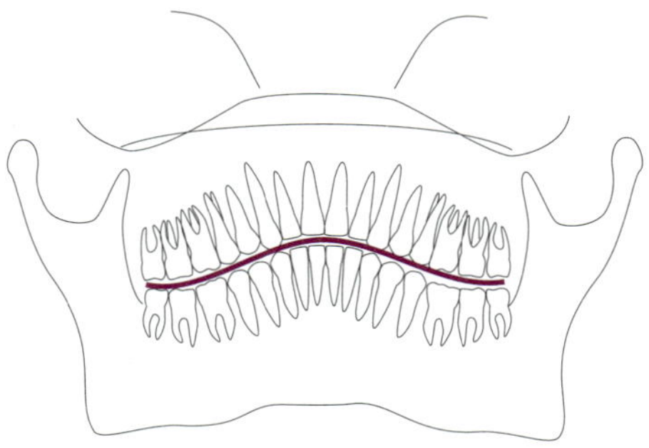

| ............................................ | ............................................ |
| --- | --- |
| ............................................ | ............................................ |

**31** Bringen Sie die Einstellungen beim OPG in die richtige Reihenfolge (1–5).

a) Zunge an den Gaumen drücken ☐

b) Einstellung der Frankfurter Horizontale ☐

c) bewegungslos stehen bleiben ☐

d) aufrechte Position bei gestreckter Halswirbelsäule einnehmen ☐

e) die Stirn an die Halterung legen, das Kinn auf die Stütze und auf den Bissblock beißen ☐

**32** Die schädigende Wirkung der Röntgenstrahlen hängt von der Strahlenmenge ab. Diese wird auch als Dosis bezeichnet. Definieren Sie die folgenden Dosisbegriffe.

**Strahlenschäden**
→ *Behandlungsassistenz, S. 408*

*Energiedosis:* ............................................

............................................

*Äquivalentdosis:* ............................................

............................................

............................................

*effektive Dosis:* ............................................

............................................

**Strahlenschäden**
→ *Behandlungsassistenz, S. 408*

**33** Sie hören von Ihrer Zahnärztin immer wieder, dass es verschiedene Arten von Strahlenschäden gibt, die beim zu häufigen Röntgen auftreten könnten. Definieren Sie die drei folgenden Begriffe.

somatische Strahlenschäden: ..........

genetische Strahlenschäden: ..........

teratogene Strahlenschäden: ..........

..........

..........

**34** Verbinden Sie mit Pfeilen, welche Beispiele zu welchen Strahlenschäden gehören.

| | |
|---|---|
| 1. somatische Strahlenschäden | a) Wachstumsstörungen, Missbildungen, Tumoren beim Kind |
| 2. genetische Strahlenschäden | b) Hautverbrennungen, Entzündungen, Strahlenkaries, Tumorerkrankungen |
| 3. teratogene Strahlenschäden | c) Mutationen, die sich in der nächsten Generation auswirken |

**35** In der Berufsschule lernen Sie etwas über Strahlenschutzmaßnahmen beim Röntgen. Welche Aussage zur „Strahlenschutzverantwortlichen" ist **richtig**?
☒

**a** Das kann die ZFA mit einem Röntgenschein sein. ☐

**b** Das ist der Praxisinhaber mit „Fachkunde im Strahlenschutz". ☐

**c** Das ist die Auszubildende, die angelernt wurde. ☐

**36** Welche Aussagen zur „Strahlenschutzbeauftragten" sind **richtig**?
☒☒

**a** Das kann die ZFA mit einem Röntgenschein sein. ☐

**b** Das ist der Praxisinhaber mit „Fachkunde im Strahlenschutz". ☐

**c** Das ist die Auszubildende, die angelernt wurde. ☐

**d** Das kann die Partnerin in einer gemeinsamen Praxis sein. ☐

**e** Das kann die Assistenzärztin sein. ☐

**37** Wann darf eine ZFA röntgen? Nennen Sie sieben Voraussetzungen.

*1* ..........

*2* ..........

*3* ..........

*4* ..........

*5* ..........

*6* ..........

*7* ..........

**Röntgenverordnung**
→ *Behandlungsassistenz, S. 411*

**38** Welche Voraussetzungen müssen erfüllt sein, bevor ein Patient geröntgt werden darf? Nennen Sie fünf Voraussetzungen.

*1* ..........

..........

*2* ..........

*3* ..........

*4* ..........

*5* ..........

**39** Ihre Zahnärztin fragt Sie, wo bei Ihnen in der Praxis der Kontroll- und der Überwachungsbereich beim Röntgen ist. Geben Sie die jeweilige Definition.

*1* ..........

..........

*2* ..........

..........

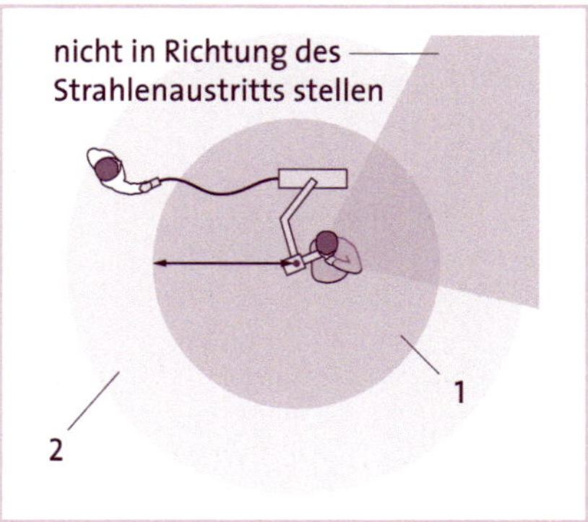

**Aufzeichnungen zu Röntgen-untersuchungen**
→ *Behandlungs-assistenz, S. 412*

**40** Welche Aufzeichnungen über die Anfertigung von Röntgenaufnahmen sind zu machen und aufzubewahren? Nennen Sie acht Punkte.

1 ..........

2 ..........

3 ..........

4 ..........

5 ..........

6 ..........

7 ..........

8 ..........

**41** Eine Kollegin in der Schule erzählt Ihnen, dass sie in der Zahnklinik in der Röntgenabteilung ein Personendosimeter tragen musste. Was ist ein Personendosimeter?

☒☒

**a)** Ein Gerät, welches Personen tragen müssen, die zu den beruflich strahlenexponierten gehören. ☐

**b)** Jede ZFA muss ein Personendosimeter tragen. ☐

**c)** Ein Gerät zur Messung der Strahlendosis an einer Person. ☐

**d)** Ein Gerät, welches in der Handtasche getragen werden muss. ☐

**42** Eine Mutter kommt mit ihrem 5-jährigen Sohn, der eine tiefe Karies hat, in Ihre Praxis. Die Zahnärztin bittet Sie, eine Röntgenaufnahme von dem betroffenen Zahn zu machen. Der 5-Jährige hat Angst und möchte beim Röntgen nicht allein bleiben. Wie lösen Sie dieses Problem?

..........

..........

..........

..........

..........

**43** Eine Qualitätssicherung dient der Erhaltung einer gleichbleibend hohen Qualität der Röntgenbilder. Ordnen Sie den vier Arten von Prüfungen die jeweils richtige Erläuterung zu.

| | |
|---|---|
| 1. Abnahmeprüfung | a) Während des Betriebs werden regelmäßig Röntgenbilder mit einem Prüfkörper unter den gleichen Bedingungen wie bei der Abnahmeprüfung gemacht. Außerdem wird beim analogen Röntgen die Filmverarbeitung überprüft. |
| 2. Sachverständigenprüfung | b) Vor Inbetriebnahme überprüft der Hersteller oder Lieferant, ob das Gerät einwandfrei arbeitet. Eine Uraufnahme (Referenzaufnahme) wird gemacht. |
| 3. Konstanzprüfungen | c) Stichprobenartig werden Konstanz- und Patientenbilder kontrolliert. |
| 4. Überprüfung durch die unabhängige zahnärztliche Stelle in der Zahnärztekammer | d) Technische Überprüfung des Gerätes auf Funktion, Sicherheit und Strahlenschutz, zu Beginn und danach mind. alle fünf Jahre. |

**44** Was für eine Art von Überprüfung wird hier dargestellt?

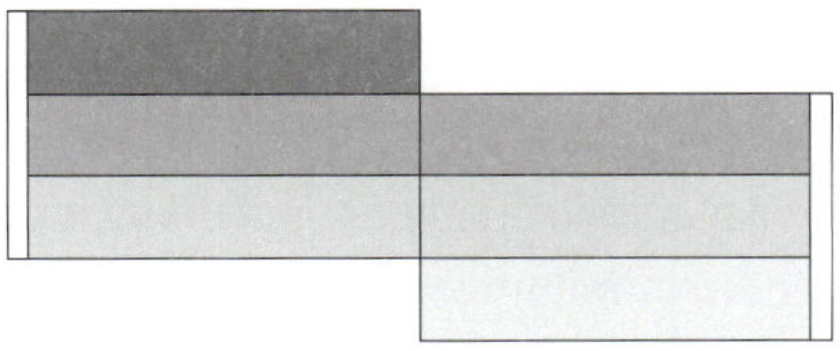

..........................................................................................

..........................................................................................

..........................................................................................

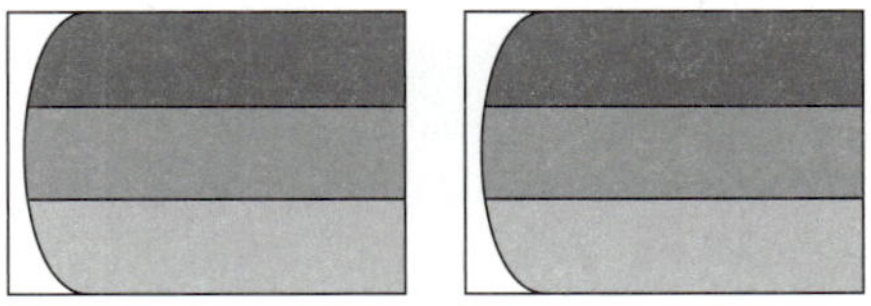

..........................................................................................

..........................................................................................

..........................................................................................

..........................................................................................

..........................................................................................

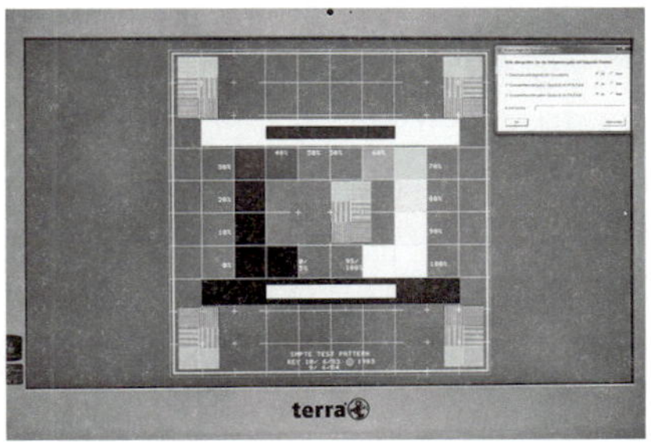


..........................................................................................

..........................................................................................

**45** Wie oft werden die unten aufgelisteten Konstanzprüfungen gemacht, täglich oder monatlich?

| | |
|---|---|
| Befundmonitor beim digitalen Röntgen | ............ |
| optische Dichte, Nutzstrahlenfeld beim analogen Röntgen | ............ |
| optische Dichte, Auflösung, Kontrast, Verzerrungen, Nutzstrahlenfeld beim digitalen Röntgen | ............ |

**46** Ergänzen Sie die folgende Tabelle über Aufbewahrungsfristen.

| Aufzubewahrende Unterlagen | Aufbewahrungsdauer |
|---|---|
| Unterlagen über die Abnahmeprüfung, die Uraufnahmen | ............ |
| Unterlagen über die Konstanzprüfungen | ............ |
| Unterlagen über die Einweisung der ZFA in die richtige Handhabung | ............ |
| Unterlagen über die jährliche Belehrung | ............ |
| Röntgenbilder und die dazugehörigen Aufzeichnungen | ............ |
| Unterlagen über die Behandlung mit Röntgenstrahlen | ............ |

**47** Sie bekommen den Auftrag, eine Checkliste über die Arbeitsschritte beim Erstellen einer Röntgenaufnahme zu schreiben. Bringen Sie die folgenden Beschreibungen in die richtige Reihenfolge, indem Sie die Ziffern 1 bis 7 eintragen.

a) Bildträgerhalter im Mund positionieren, Visierring an den Patienten heranschieben, Einstellen des Tubus, Verlassen des Raumes, Auslöser betätigen ☐

b) Zahnersatz, Schmuck abgelegen, Röntgenschürze oder -schild anlegen, Kopf richtig positionieren ☐

c) Eintragungen in den Röntgenpass machen ☐

d) Stellen einer rechtfertigenden Indikation, Frage nach der letzten Röntgenaufnahme, nach der Möglichkeit einer Schwangerschaft ☐

e) Bildträger aus dem Mund entfernen, desinfizieren; beim analogen Röntgen: entwickeln, fixieren, mit den Daten des Patienten beschriften, Aufzeichnungen in die Patientenkarte eintragen ☐

f) Bildträgerhalter auswählen, Bildträger einlegen, das richtige Programm oder die Belichtungszeit einstellen ☐

g) Desinfizieren der kontaminierten Geräteflächen ☐

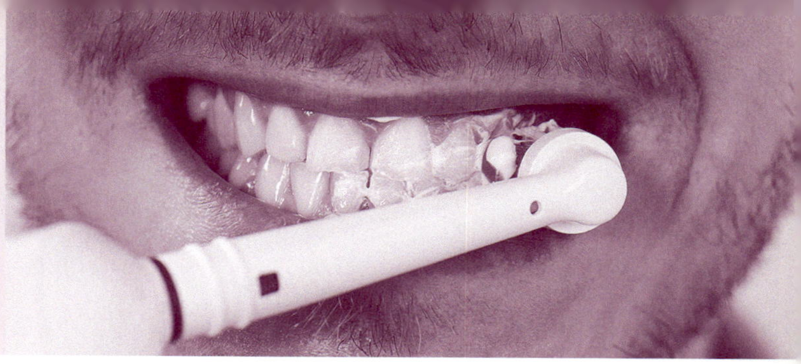

# 11 Prophylaxemaßnahmen planen und durchführen

**1** Maßnahmen der Prophylaxe sind auf drei verschiedenen Ebenen möglich. Beschriften Sie die folgenden Abbildungen.

| 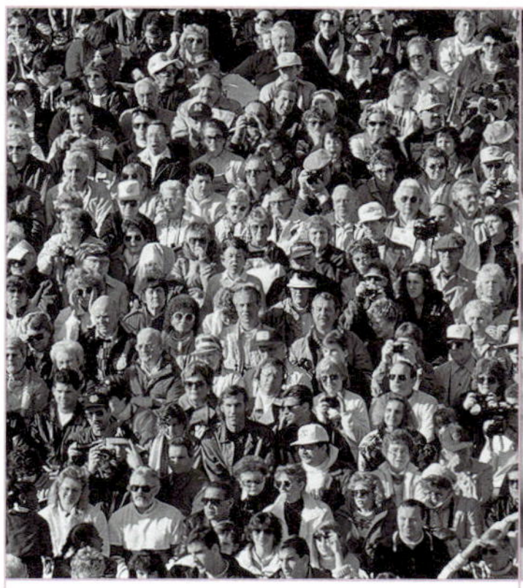 | 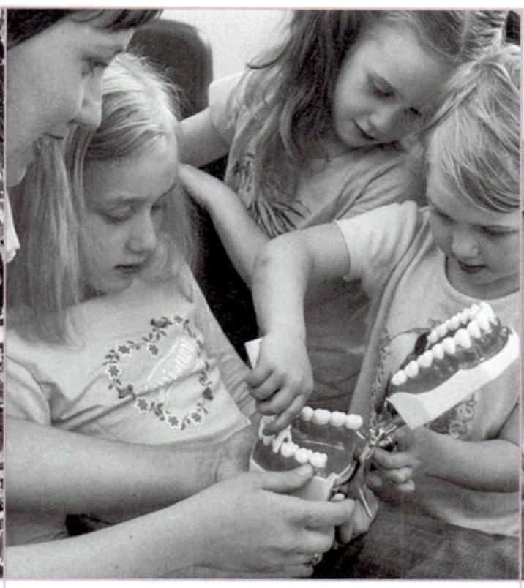 | 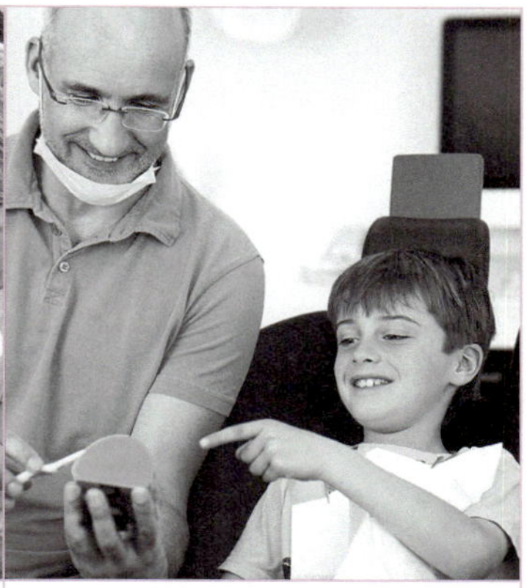 |
| --- | --- | --- |
| ............................ | ............................ | ............................ |
| ............................ | ............................ | ............................ |

**2** Weiche Beläge sind die Hauptverursacher von Karies. Was gehört zusammen? Verbinden Sie mit Pfeilen.

| | |
| --- | --- |
| 1. Food debris | a) Essensreste, die ein paar Stunden alt sind und eine weißliche Masse bilden; sie enthält Bakterien, abgestorbene Zellen, kann mit einem Wasserstrahl entfernt werden |
| 2. Materia alba | b) Beläge, ein bis zwei Tage alt; sie bestehen aus einer klebrigen Grundsubstanz, in der Bakterienkolonien geschützt leben, sich gegenseitig stabilisieren und einen Nahrungsvorrat haben; dieser Biofilm kann nur durch Zähneputzen entfernt werden |
| 3. Plaque | c) Essensreste, kurz nach dem Essen |

**3** Nennen Sie die vier Bausteine gegen Karies- und Parodontalerkrankungen.

| | | | |
|---|---|---|---|
| 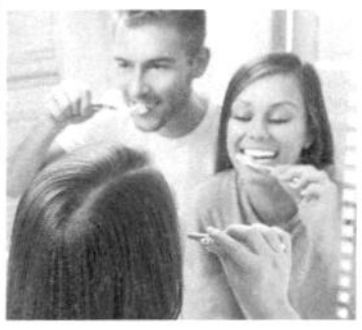 | .................................................. .................................................. | 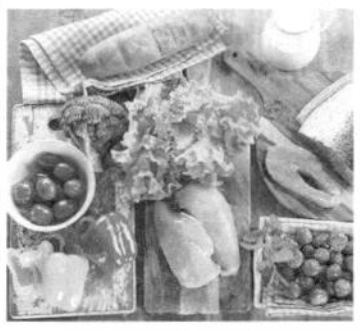 | .................................................. .................................................. |
| 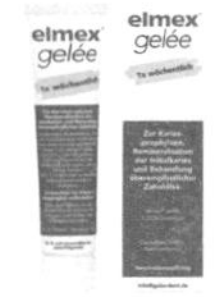 | .................................................. .................................................. | 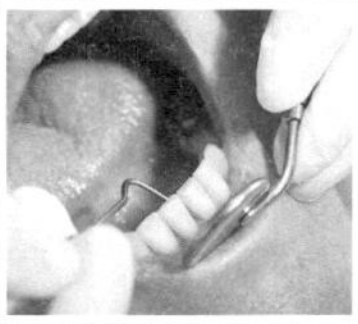 | .................................................. .................................................. |

**4** Ihre Zahnärztin benutzt immer wieder den Begriff „Prädilektionsstellen“. Welche Aussagen dazu sind **richtig**?

☒☒☒

**a** Das sind Stellen an den Zähnen, die man besonders einfach putzen kann. ☐

**b** Das sind Stellen, an denen sich Plaque bevorzugt festsetzt. ☐

**c** Damit ist die gewölbte Zahnkrone gemeint. ☐

**d** Damit sind Fissuren und Grübchen gemeint. ☐

**e** Die Approximalflächen sind Prädilektionsstellen. ☐

**Mundhygiene**
→ *Behandlungsassistenz, S. 423*

**5** Bei einem gesunden Gebiss braucht man für eine gute Mundhygiene drei Hilfsmittel. Nennen Sie diese.

..................................................................................................................

..................................................................................................................

..................................................................................................................

**6** Auf der folgenden Abbildung sehen Sie eine Handzahnbürste. Nennen Sie fünf Merkmale einer guten Zahnbürste.

*1* ..................................................................................................................

*2* ..................................................................................................................

*3* ..................................................

*4* ..................................................

*5* ..................................................

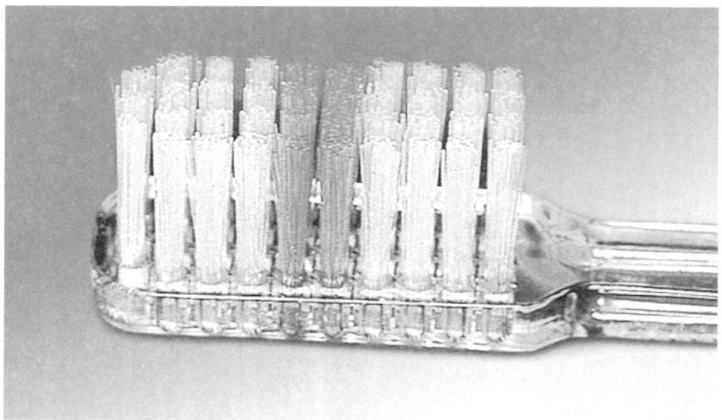

**7** Welche Aussagen zur Mundhygiene sind **richtig**?

☒☒

- **a** Die Zähne sollten morgens vor dem Frühstück geputzt werden. ☐
- **b** Nach dem Putzen sollte die Zahnbürste mit dem Kopf nach unten ins Glas gestellt werden. ☐
- **c** Sobald sich die Borsten verbiegen, sollte die Zahnbürste ausgetauscht werden. ☐
- **d** Abends sollte besonders gründlich geputzt werden, danach sollte außer Wasser nichts mehr getrunken oder gegessen werden. ☐
- **e** Elektrische Zahnbürsten reinigen nicht so gut wie Handzahnbürsten. ☐

**8** Welche Bestandteile können in der Zahnpasta enthalten sein? Kreuzen Sie an.

☒☒☒☒☒☒☒☒☒

- **a** Wasser ☐
- **b** Milch ☐
- **c** Putzkörper ☐
- **d** Salz ☐
- **e** Fluoride ☐
- **f** Chlorhexidin ☐
- **g** Tenside ☐
- **h** Süßstoffe ☐
- **i** Farbstoffe ☐
- **j** Geschmacksstoffe ☐
- **k** Zucker ☐
- **l** Konservierungsstoffe ☐
- **m** Zitrone ☐

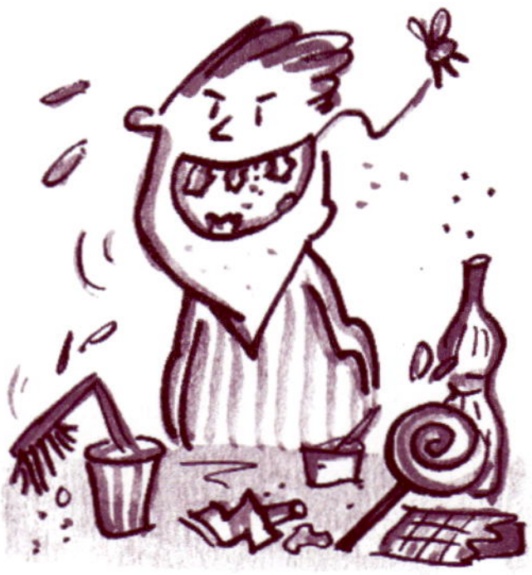

**9** Verbinden Sie mit Pfeilen die Begriffe mit den jeweiligen Bedeutungen.

| | |
|---|---|
| 1. Abrasion | a) gibt die Abrasivität einer Zahnpasta wieder; je höher der Wert, desto mehr Zahnsubstanz wird von den Putzkörpern abgetragen |
| 2. Attrition | b) mechanische Abnutzung der Zahnhartsubstanz durch Fremdstoffe, z. B. Zahnpasta |
| 3. RDA-Wert | c) mechanische Abnutzung der Zahnhartsubstanz durch direkten Zahnkontakt, z. B. Knirschen |

**10** Die folgenden drei Abbildungen zeigen eine Putztechnik. Benennen Sie diese und beschriften Sie die einzelnen Phasen.

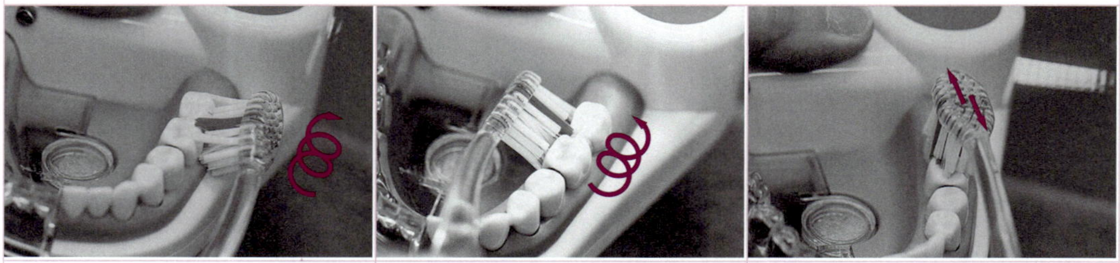

**11** Die folgende Abbildung zeigt eine andere Putztechnik. Benennen Sie diese und beschreiben Sie die Vorgehensweise.

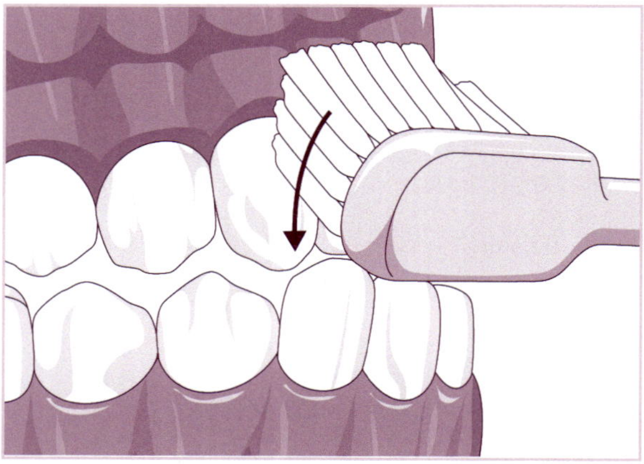

*1*

*2*

**12** Im Folgenden ist die Vorgehensweise bei der Bass-Putztechnik beschrieben. Bringen Sie die einzelnen Schritte in die richtige Reihenfolge, indem Sie die Ziffern 1 bis 4 eintragen.

a) Mit einer Auswischbewegung zur Zahnkrone hin wird Plaque entfernt. ☐

b) Die Zahnbürste wird in einem 45°-Winkel am Zahnfleischrand angelegt. ☐

c) Die Kauflächen dürfen zum Schluss geschrubbt werden. ☐

d) Es werden kleine rüttelnde Bewegungen ausgeführt. Dabei dringen die Borsten in die Approximalräume und den Sulkus ein. ☐

**13** Jede der unten genannten Putztechniken hat ihre Nachteile. Welche Aussagen treffen auf die jeweilige Putztechnik zu?

| | Schrubbertechnik | Rotationsmethode nach Fones | Von Rot nach Weiß | Modifizierte Bass-Technik |
|---|---|---|---|---|
| a) Bei zu starkem Druck auf das Zahnfleisch kann es zu Verletzungen kommen. | | | | |
| b) Die Zahnsubstanz, vor allem im Bereich des Zahnhalses, wird geschädigt. Es entstehen keilförmige Defekte, sogenannte Abrasionen. | | | | |
| c) Die Innenflächen der Zähne werden nicht optimal gereinigt. | | | | |
| d) Der Sulkusrand wird nicht optimal gereinigt. | | | | |

**14** Ein wichtiges Hilfsmittel zur Reinigung der Interdentalräume ist die Zahnseide. Welche Aussagen dazu sind **richtig**?
☒☒☒

- **a** Die gewachste Zahnseide spaltet sich in einzelne Fasern auf, wodurch eine bessere Reinigungswirkung erreicht wird. ☐
- **b** Die Zahnseide wird eng an beiden Zahnflächen entlang bis in den Sulkus hinein mehrmals auf und ab geführt. ☐
- **c** Die Zahnseide ist ein Nylonfaden, der aus mehreren Fasern besteht. ☐
- **d** Die ungewachste Zahnseide gleitet besser durch den Kontaktpunkt. ☐
- **e** Die Zahnseide wird sägend durch den Kontaktpunkt eingeführt. ☐
- **f** Die Reinigung mit der Zahnseide sollte einmal pro Woche erfolgen. ☐

**15** Wann benötigt man Interdentalbürstchen? Nennen Sie fünf Gründe.

**Interdentalbürstchen**
→ *Behandlungsassistenz, S. 431*

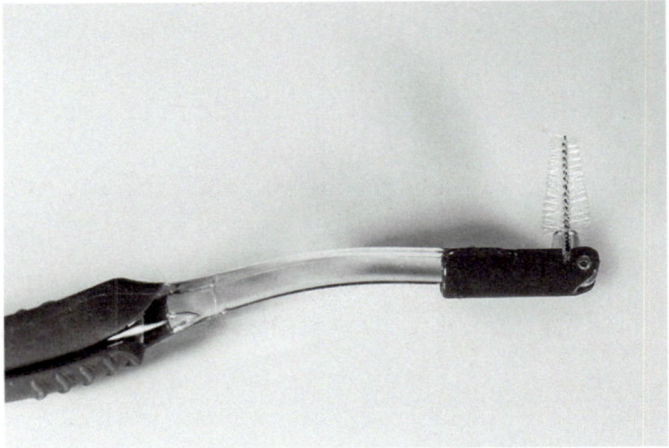

**16** Mundspüllösungen ergänzen die Belagsentfernung mittels Zahnbürste. Grundsätzlich gibt es die normalen fluoridhaltigen Mundspüllösungen und Chlorhexidinlösungen. Kreuzen Sie an, welche Aussagen auf die jeweilige Mundspüllösung zutreffen.

| | Fluoridhaltige Mundspüllösung | Chorhexidin-lösung |
|---|---|---|
| a) Sie enthalten Aminfluoride, die den Zahnschmelz widerstandsfähiger gegenüber Säuren machen. | | |
| b) Sie haben folgende Nebenwirkungen: Geschmacksstörungen, Verfärbungen, Schleimhautveränderungen. | | |
| c) Sie eignen sich zur täglichen Kariesprophylaxe. | | |
| d) Sie wirken antiseptisch und reduzieren die Anzahl der Bakterien in der Mundhöhle. | | |
| e) Sie bewirken ein Frischegefühl im Mund. | | |
| f) Sie dürfen nur eine begrenzte Zeit lang eingesetzt werden. | | |
| g) Sie werden vor und nach chirurgischen Eingriffen und bei entzündlichen PA-Erkrankungen eingesetzt. | | |
| h) Sie dürfen zur Daueranwendung genutzt werden. | | |

**17** Verschiedene Stoffe in der Nahrung haben Einfluss auf die Gesundheit unserer Zähne. Nennen Sie zu den genannten Beispielen deren Aufgabe und Vorkommen.

| Stoffe in der Nahrung | Beispiel | Aufgabe | Vorkommen |
|---|---|---|---|
| Mineralstoffe | Kalzium | ........................<br>........................ | ........................<br>........................ |
| Spurenelemente | Fluoride | ........................<br>........................ | ........................<br>........................ |
| Vitamine | Vitamin C | ........................<br>........................ | ........................<br>........................ |

**Zahngesunde Ernährung**
→ *Behandlungsassistenz, S. 433*

**18** Nennen Sie die drei Nährstoffe in unserer Nahrung.

..............................................................................................................

..............................................................................................................

..............................................................................................................

**19** Ergänzen Sie die unten stehenden Fachbegriffe mit den deutschen Bezeichnungen. Geben Sie jeweils ein Beispiel dazu.

| Saccharide | |
|---|---|
| 1. Monosaccharid, z. B. Glukose, Fruktose | ……………… ……………… |
| 2. Disaccharid, z. B. Saccharose | ……………… |
| 3. Polysaccharid, z. B. Glykogen | ……………… |

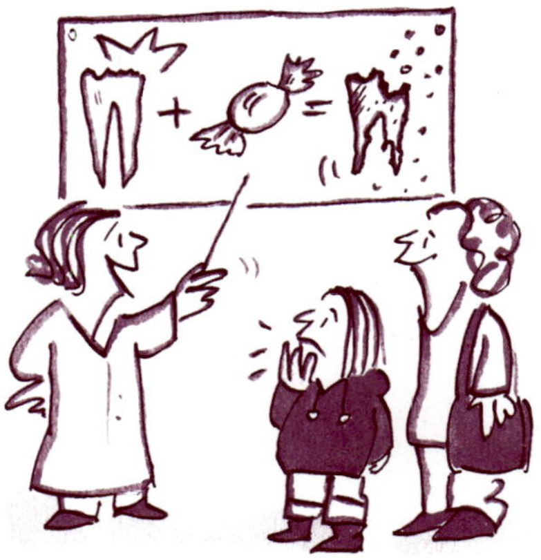

**20** Welche Aussagen zum Einfluss der Nahrung auf die Zahngesundheit sind **richtig**?
☒☒

**a** Ketchup ist nicht kariogen, da er nur „versteckte Zucker" enthält. ☐

**b** Eiweiße bewirken Karies. ☐

**c** Kohlenhydrate wirken kariogen. ☐

**d** Disaccharide sind am stärksten karieserzeugend, da sie von den Bakterien im Mund in Säure umgewandelt werden. ☐

**e** Monosaccharide werden sehr langsam abgebaut, daher sind sie am wenigsten kariogen. ☐

**f** Lebensmittel, die den Vermerk „ohne Zuckerzusatz" tragen, sind nicht kariogen. ☐

**21** Ergänzen Sie die folgenden Kästchen. Welche zwei Arten von Zuckerersatzstoffen werden in Lebensmitteln verwendet? Nennen Sie jeweils ein Beispiel.

Zuckerersatzstoffe

| | |
|---|---|
| ……………… z. B. ……………… | ……………… z. B. ……………… |

**22** Die Zahngesundheit hängt auch von unseren Essgewohnheiten ab. Welche Aussagen dazu sind **richtig**?

☒☒☒☒

- **a** Je häufiger man kleine Zwischenmahlzeiten zu sich nimmt, desto besser ist es für die Gesunderhaltung unserer Zähne. ☐
- **b** Wenn wir die Nahrungsaufnahme auf die Hauptmahlzeiten beschränken und danach die Zähne putzen oder den Mund ausspülen, kann sich das Milieu im Mund schnell wieder neutralisieren. Karies wird nicht gefördert. ☐
- **c** Weiche Kost bewirkt eine Selbstreinigung der Zähne und führt zu mehr Speichelbildung. ☐
- **d** Wenn wir zwischen den Mahlzeiten genügend Zeit lassen, kann eine Neutralisation im Mund stattfinden und die Zähne werden durch den Speichel remineralisiert. ☐
- **e** Säurehaltige Speisen und Getränke demineralisieren den Zahnschmelz. Dieser wird angelöst. Wenn der Patient dann seine Zähne putzt, bürstet er sich den angelösten Zahnschmelz ab und es entstehen Zahnschmelzdefekte. ☐
- **f** Erosionen kann man vermeiden, indem man nach dem Essen säurehaltiger Nahrung mit dem Zähneputzen mindestens eine halbe Stunde wartet, damit eine Remineralisation stattfinden kann. ☐

**Zuckerfreier Kaugummi**
→ *Behandlungsassistenz, S. 440*

**23** Das Kauen von zuckerfreiem Kaugummi hat positive Auswirkungen auf die Zahngesundheit. Nennen Sie diese.

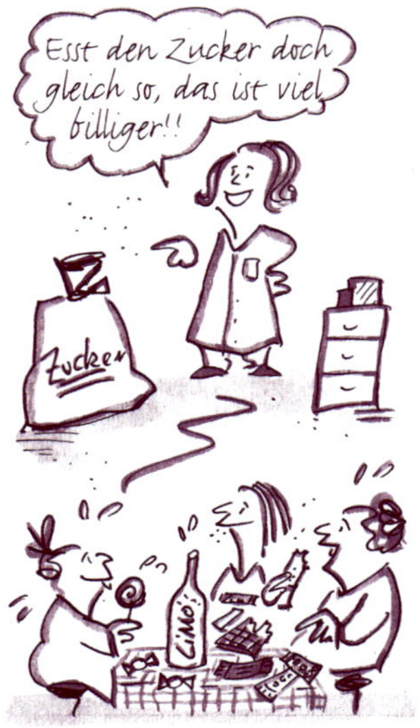


**Zahngesunde Ernährung**
→ *Behandlungsassistenz, S. 433*

**24** Stellen Sie fünf Regeln für eine zahnfreundliche Ernährung auf.

1

2

3

4

5

**25** Ordnen Sie mit Pfeilen zu, was zu den links stehenden Begriffen gehört.

1. systemische Fluoridierung
2. lokale Fluoridierung

a) Die Fluoride wirken direkt auf die durchgebrochenen Zähne, also lokal auf der Oberfläche.

b) Hierbei werden die Fluoride über Zahnpasta, über fluoridhaltige Mundspüllösungen, über Fluoridlösungen, über Gelees und Lacke auf die Zähne aufgetragen.

c) Hierbei werden die Fluoride mithilfe von Salz, Tabletten oder Trinkwasser zugeführt.

d) Durch den Magen-Darm-Trakt gelangt das Fluorid in die Blutbahn und dadurch zu den Zähnen.

**26** Nach der Behandlung rät die Zahnärztin der Patientin, Fluoride zu verwenden. Welche Aussagen zum Fluoridieren sind **richtig**?

☒ ☒ ☒

**a** Fluoridgelees sollten täglich angewendet werden. ☐

**b** Fluoridiertes Speisesalz wirkt doppelt: lokal durch direkten Kontakt mit den Zähnen beim Essen und systemisch durch die Verdauung und Aufnahme in den Blutkreislauf. ☐

**c** Fluoridlacke werden einmal im Monat unter relativer Trockenlegung von der Zahnärztin aufgetragen. ☐

**d** Die Anwendung von Fluoridtabletten darf nur nach ärztlicher Verordnung erfolgen, da sonst eine Fluoridüberdosierung auftreten könnte. ☐

**e** Der Fluoridgehalt in Zahnpasta wird in ppm = parts per million angegeben. Erwachsenenzahnpasta enthält ca. 1000 bis 1500 ppm. ☐

**f** Eine Schmelzfluorose, weiße Flecken oder Bänder, ist ein Hinweis auf einen Fluoridmangel. ☐

**27** Nennen Sie drei Gründe, warum Fluoride karieshemmend wirken.

**Fluoride**
→ *Behandlungsassistenz, S. 441*

..............................................................................................................

..............................................................................................................

..............................................................................................................

..............................................................................................................

..............................................................................................................

**28** Ihre Kollegin ist Zahnmedizinische Prophylaxeassistentin. Sie unterhalten sich mit ihr über Individualprophylaxe. Welche Aussagen sind **richtig**?

☒☒

**a** Individualprophylaktische Maßnahmen bei Kindern zwischen dem 6. und 18. Lebensjahr müssen von den Eltern bezahlt werden. ☐

**b** Individualprophylaxe sind vorbeugende Maßnahmen zum Erhalt der Zahngesundheit beim einzelnen Patienten. ☐

**c** Ein Recallsystem erinnert den Patienten an den Termin für seine nächste Individualprophylaxesitzung. ☐

**d** Bei guter Mitarbeit des Patienten reicht es, wenn er jedes zweite Jahr zur Individualprophylaxe kommt. ☐

**29** Bringen Sie die folgenden Schritte einer Prophylaxesitzung in die richtige Reihenfolge, indem Sie die Ziffern 1 bis 6 eintragen.

a) Zeigen einer individuellen Putztechnik mit entsprechenden Hilfsmitteln, Ernährungs- und Fluoridierungsberatung ☐

b) Entfernen aller supragingival und gingival gelegenen harten und weichen Beläge ☐

c) Erhebung eines Plaque- und Entzündungsindex, anschließend Aufklärung des Patienten über seinen Mundhygienezustand ☐

d) Politur aller Zähne ☐

e) Führen eines motivierenden Gesprächs über sorgfältige Mundhygiene ☐

f) interdentale Reinigung mit Zahnseide oder Interdentalbürstchen, eventuell Fluoridierung ☐

**30** Im Rahmen einer Prophylaxesitzung kann ein Plaque- und ein Entzündungsindex erhoben werden. Erklären Sie, welche Rückschlüsse möglich sind.

Plaqueindex

..............................................................................................

..............................................................................................

Entzündungsindex

..............................................................................................

..............................................................................................

..............................................................................................

..............................................................................................

**31** Nennen Sie jeweils ein Beispiel für einen in der Praxis häufig verwendeten Plaqueindex und einen Entzündungsindex.

**Indizes für die Beurteilung der Mundhygiene**
→ *Behandlungsassistenz, S. 446*

..................................................................................................

..................................................................................................

**32** Ergänzen Sie die folgende Gleichung zur Berechnung des API nach Lange.

API in Prozent = ______________________________

**33** Ergänzen Sie die folgende Gleichung zur Berechnung des SBI.

SBI in Prozent = ______________________________

**34** Ihre Kollegin erklärt Ihnen die einzelnen Schritte der Erstellung eines API. Bringen Sie die folgenden Aussagen in die richtige Reihenfolge, indem Sie die Ziffern 1 bis 4 eintragen.

a) Der prozentuale Plaquebefall wird mit einer Formel berechnet. Der Wert der Prozentzahl gibt die Mundhygiene des Patienten wieder. ☐

b) Die Approximalräume mit eingefärbter Plaque werden in einem Schema mit einem Pluszeichen eingetragen. ☐

c) Es wird die Summe der dunkel gefärbten Plaquestellen ermittelt. ☐

d) Die Zähne werden mit Plaquerevelatoren eingefärbt. Die Stellen, die Plaque enthalten, färben sich dunkel. ☐

**35** Bringen Sie die einzelnen Schritte bei der Erstellung eines vereinfachten SBI in die richtige Reihenfolge, indem Sie die Ziffern 1 bis 4 eintragen.

a) Die Blutungsstellen (Ja-Nein-Entscheidung) werden erfasst und in ein Schema eingetragen. ☐

b) Es wird die Summe aller Blutungsstellen ermittelt. ☐

c) Nach relativer Trockenlegung wird eine PA-Sonde vorsichtig durch den Sulkus geführt. ☐

d) Der prozentuale Blutungsgrad wird mit einer Formel berechnet. Der Wert der Prozentzahl gibt den Entzündungsgrad der Gingiva und die allgemeine Mundhygiene des Patienten wieder. ☐

**36** Sie assistieren der Zahnärztin bei einer Fissurenversiegelung. Sie erklärt Ihnen dabei ein paar Dinge. Welche Aussagen sind **richtig**?

☒☒☒

**a** Fissuren sind Prädilektionsstellen für Karies. Daher füllt man die tiefen Furchen mit dünnfließendem Kunststoff auf. ☐

**b** Wenn die Fissuren flach und leicht einsehbar sind, dann macht man eine Fissurenversiegelung. ☐

**c** Bei kariesanfälligen Kindern ist in den ersten zwei Jahren nach Durchbruch der bleibenden Molaren eine Fissurenversiegelung sinnvoll. ☐

**d** Bei Kindern, die nicht zuverlässig zur Kontrolle der Versiegelung kommen, ist eine Fissurenversiegelung nicht sinnvoll. ☐

**e** Der beste Zeitpunkt für eine Fissurenversiegelung ist im Jugend- und Erwachsenenalter. ☐

**37** Ergänzen Sie die fehlenden Begriffe und Erklärungen.

| | |
|---|---|
| Abrasion | ........................................<br>........................................ |
| ........................................ | Berührungspunkt benachbarter Zähne |
| ........................................ | Abrieb der Zahnsubstanz durch direkten Kontakt der Zähne, z. B. Antagonisten |
| Demineralisation | ........................................ |
| ........................................ | Verlust von Zahnhartsubstanz durch häufige direkte Einwirkung von Säuren, z. B. aus Obstsäften, Cola, Wein |
| Fissuren | ........................................<br>........................................ |
| ........................................ | Bestandteil des Zahnschmelzes; eine Kalzium-Fluorid-Verbindung |
| Index | ........................................ |
| kariogen | ........................................ |
| ........................................ | Verbindungen aus Kohlenstoff, Wasserstoff, Sauerstoff; liefern dem Körper Energie |
| ........................................ | örtlich, direkt am Ort |
| Nursing-Bottle-Syndrom | ........................................ |
| Plaquerevelatoren | ........................................ |
| ........................................ | erneute Verkalkung des Zahnschmelzes, Einbau von Kalzium, Phosphat und Fluorid |
| ........................................ | gefleckter oder gebänderter Schmelz, hervorgerufen von zu hohen Fluoridkonzentrationen während der Schmelzbildung |

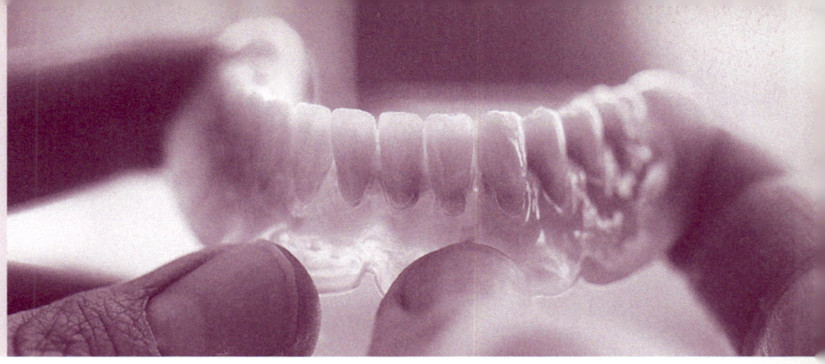

# 12 Prothetische Behandlungen begleiten

**1** Welche Arten von Zahnersatz lassen sich unterscheiden?

..............................................................................................................

..............................................................................................................

..............................................................................................................

**2** Welche Aussagen zum Zahnersatz treffen zu?
☒☒☒

**a** Kronen gehören zum festsitzenden Zahnersatz. ☐

**b** Bei Inlays und Onlays wird von herausnehmbarem Zahnersatz gesprochen. ☐

**c** Die Herstellung einer Brücke gleicht der Herstellung einer Totalprothese. ☐

**d** Die Eingliederung von Zahnersatz dient der Wiederherstellung der Kaufunktion und Ästhetik. ☐

**e** Vollprothesen sind ein Beispiel für herausnehmbaren Zahnersatz. ☐

**3** Es gibt in der Prothetik unterschiedliche Kronenarten. Ordnen Sie den folgenden Kronenarten die entsprechende Definition zu.

| | |
|---|---|
| a) Mantelkrone | ..................................................<br>.................................................. |
| b) Verblendkrone | ..................................................<br>.................................................. |
| c) Teilkrone | .................................................. |
| d) Vollgusskrone | .................................................. |

**4** Geben Sie an, was man unter dem Begriff „NEM“ versteht, und nennen Sie Beispiele.

..........

..........

..........

**5** Beschriften Sie die folgende Abbildung einer Verblendkrone.

*1* ..........

*2* ..........

*3* ..........

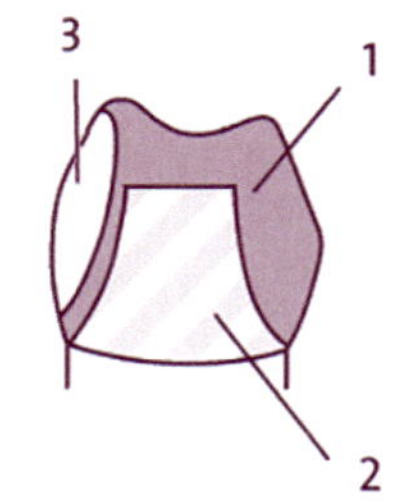


**6** Bei der Kronenpräparation unterscheidet man drei verschiedene Präparationsformen. Ordnen Sie jeder dieser Formen die richtige Abbildung zu.

1. Hohlkehlpräparation

2. Tangentialpräparation

3. Stufenpräparation

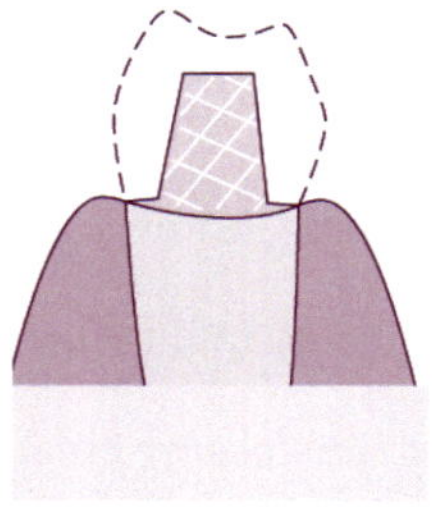
a)

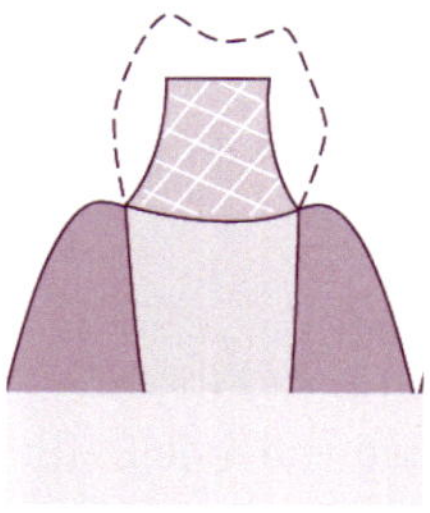
b)

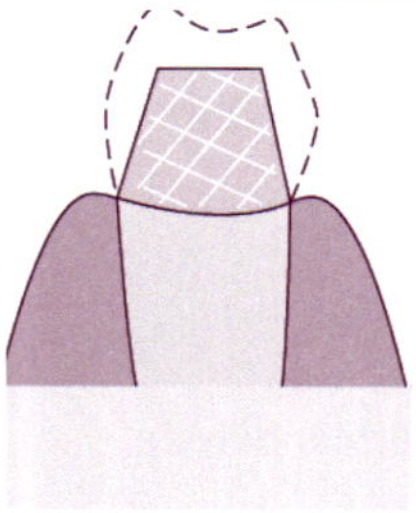
c)

**7** Nennen Sie die Materialien und Hilfsmittel, die zur Abformung präparierter Zahnstümpfe benötigt werden.

..........

..........

..........

..........

..........

..........

**8** Welche Aussagen zu Abformlöffeln sind **richtig**?

☒☒☒

**a** Konfektionierte Löffel gibt es in unterschiedlichen Größen und Formen. ☐

**b** Zur Bestimmung der Abformlöffelgröße wird der Ober- bzw. Unterkiefer des Patienten vermessen. ☐

**c** Eine Situationsabformung wird mit einem individuellen Löffel durchgeführt. ☐

**d** Ein individueller Löffel wird im Labor auf einem Gipsmodell hergestellt. ☐

**e** Perforationen im Abformlöffel sorgen dafür, dass das Abformmaterial nicht vom Löffel abreißt. ☐

**9** Die anatomische Abformung wird auch Situationsabformung genannt. Ergänzen Sie in der folgenden Tabelle die Definition, die Indikationen und ein typisches Abformmaterial dieser Abformart.

| Anatomische Abformung | | |
|---|---|---|
| Definition | Indikationen | Abformmaterial |
| .......... | .......... | .......... |
| .......... | .......... | .......... |
| .......... | .......... | .......... |
| .......... | .......... | .......... |
| .......... | .......... | .......... |
| .......... | .......... | .......... |
| .......... | .......... | .......... |

**10** Bringen Sie die einzelnen Schritte der Situationsabformung mit Alginat in die richtige Reihenfolge.

a) Pulver und Wasser werden vermischt. ☐

b) Pulver wird in den Becher gegeben. ☐

c) Die entsprechende Wassermenge wird in den Becher gegeben. ☐

d) Alginat wird zum Becherrand hin ausgestrichen. ☐

**11** Welche Aussagen zur Abformung mit Alginat sind **richtig**?
☒ ☒ ☒

**a** Das Pulver sollte immer in geschlossenen Behältern vor Feuchtigkeit geschützt aufbewahrt werden. ☐

**b** Der Anmischvorgang von Alginat kann fünf bis zehn Minuten dauern. ☐

**c** Alginatabformungen können bei trockener Lagerung schrumpfen und müssen daher feucht gelagert und schnellstmöglich ausgegossen werden. ☐

**d** Alginat kann nur maschinell angemischt werden. ☐

**e** Unter sich gehende Stellen sollten vor der Alginat-Abdrucknahme ausgeblockt werden. ☐

**12** Beschreiben Sie die Funktion von Retraktionsfäden.

**13** Zur Abformung von präparierten Zähnen stehen mehrere Abformarten zur Verfügung. Bei der Korrekturabformung spricht man dabei von einer zweizeitig-zweiphasigen Abformung. Erklären Sie diese Bezeichnung.

**14** Erklären Sie die Technik der Doppelmischabformung.

**15** Worin unterscheiden sich die Sandwich- und die Doppelmischabformung?

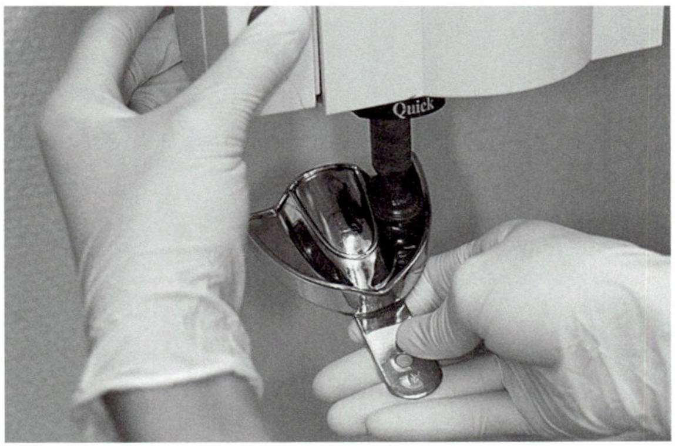


Befüllen des Abformlöffels

**16** Welche Aussagen zur Abformung präparierter Zähne sind **richtig**?

**a** Zur Aushärtung von Abformmaterialien müssen diese mit einem Härter oder Katalysator angemischt werden. ☐

**b** Zähfließende Materialien können nur von Hand angemischt werden. ☐

**c** Bei der Abformung präparierter Zähne hat die Assistenz nur dafür zu sorgen, dass die Abformmaterialien bereitgestellt werden. ☐

**d** Bei dünnfließenden Materialien in Kartuschenform werden Basis und Härter in der Mischdüse vermischt. ☐

**e** Abflussrillen, die nach der Vorabformung aus dem Abdruck ausgeschnitten werden, dienen dem Abfließen des dünnfließenden Abformmaterials bei der Korrekturabformung. ☐

**17** Erklären Sie den Begriff „Funktionsabformung“.

..........

..........

..........

**18** Ordnen Sie den unterschiedlichen Abformarten ihre Eigenschaften zu.

1. Situationsabformung
2. Funktionsabformung
3. Korrekturabformung

a) Diese Abformung wird häufig mit Silikonen durchgeführt.

b) Diese Abformung kann von einer ZMF durchgeführt werden.

c) Aktive und passive Bewegungen werden durchgeführt.

d) Die Abformung erfolgt mit einem individuellen Löffel.

e) Die Grenze zwischen hartem und weichem Gaumen wird durch Ah-Sagen und Schlucken abgeformt.

**19** Die Abformmaterialien lassen sich in vier Hauptgruppen einteilen. Geben Sie diese an.

..........

..........

..........

..........

**20** In welchen unterschiedlichen Konsistenzen werden elastomere Abformmassen angeboten? Nennen Sie die deutschen Begriffe und alle jeweiligen Fremdwörter.

..........

..........

..........

..........

**21** Ordnen Sie in der folgenden Tabelle den vier Abformmaterialgruppen Beispiele und Eigenschaften zu.

| Abformmaterial | Beispiele | Eigenschaften und Einsatzgebiete |
| --- | --- | --- |
| irreversibel-starr | ..................... | ..................... |
| | ..................... | ..................... |
| reversibel-starr | ..................... | ..................... |
| irreversibel-elastisch | ..................... | ..................... |
| | ..................... | ..................... |
| reversibel-elastisch | ..................... | ..................... |

**22** Erklären Sie, was ein pulpärer Stift ist und welche Formen dabei unterschieden werden.

.....................................................................................

.....................................................................................

.....................................................................................

.....................................................................................

**23** Beschriften Sie folgende Abbildung zum Aufbau einer Brücke.

*1* ..............................

*2* ..............................

*3* ..............................

*4* ..............................

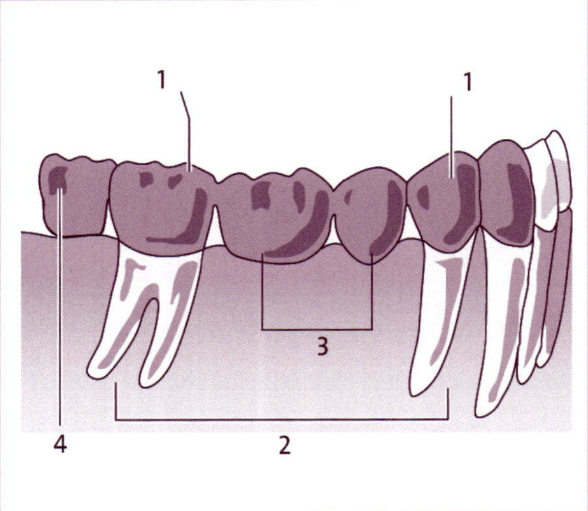


**24** Brücken können nach verschiedenen Kriterien in unterschiedliche Brückenarten eingeteilt werden. Erklären Sie folgende Begriffe.

| | |
|---|---|
| a) Inlaybrücke | .............................. |
| b) Schwebebrücke | .............................. |
| c) abnehmbare Brücke | .............................. |
| d) Adhäsivbrücke | .............................. |
| e) geteilte Brücke | .............................. |

**25** Wie kann festsitzender Zahnersatz befestigt werden? Nennen Sie zwei generelle Möglichkeiten.

........................................................................................................................

........................................................................................................................

**26** Welche Schritte laufen bei der konventionellen Befestigung einer Krone mit Zement ab? Bringen Sie die Schritte in die richtige Reihenfolge.

a) Säubern der Krone und des Zahnstumpfes mit Alkohol ☐

b) mit Zement befüllte Krone auf den Zahnstumpf pressen ☐

c) Anmischen des Zementes ☐

d) Überprüfen von Okklusion, Artikulation, Randschluss und Kontaktpunkten der Krone ☐

e) Entfernen der Zementüberschüsse ☐

f) Aufbeißen auf Watterolle ☐

**27** Welche Aussagen zur adhäsiven Befestigung von Kronen/Brücken sind **richtig**?
☒☒☒

**a** Flusssäuregel muss zunächst auf den Zahnstumpf aufgetragen werden. ☐

**b** Der Zahnstumpf muss wie bei einer Kompositfüllung mit Ätzgel, Primer und Adhäsiv vorbereitet werden. ☐

**c** Zum Aushärten wird eine Polymerisationslampe benötigt. ☐

**d** Das Einsetzen erfolgt unter absoluter Trockenlegung. ☐

**e** Die Krone bzw. Brücke muss nicht vorbehandelt werden. ☐

**28** Was versteht man unter einem pulpären Stiftaufbau?

........................................................................................................................

........................................................................................................................

**29** Welche Aufgaben übernimmt ein Provisorium?

........................................................................................................................

........................................................................................................................

........................................................................................................................

........................................................................................................................

**30** Bringen Sie die Schritte der Provisorienherstellung im direkten Verfahren in die richtige Reihenfolge.

a) Entnehmen der ausgehärteten Kunststoffprovisorien aus der Abformung ☐

b) Einbringen von Provisorienkunststoff in die Abformung ☐

c) Ausarbeiten der Provisorien einschließlich Politur ☐

d) Entfernen der Interdentalsepten und der unter sich gehenden Stellen in der Abformung ☐

e) Überprüfen von Okklusion, Artikulation ☐

f) Abformung der zu präparierenden Zähne mit Alginat oder Silikon ☐

g) Einsetzen mit provisorischem Zement ☐

h) Entfernen der Zementreste ☐

**31** Welche Aussagen zur Cerec-Methode sind **richtig**?

☒☒☒

**a** Die präparierten Zähne werden mittels Kamera aufgenommen. ☐

**b** Die Konstruktionsdaten werden an ein zahntechnisches Labor weitergegeben. ☐

**c** Der Zahnersatz wird am PC konstruiert. ☐

**d** Aus Keramikblöcken wird die Krone herausgeschliffen. ☐

**e** Die Herstellung dauert länger als bei der konventionellen Herstellung ☐

**32** Wozu dient ein Gesichtsbogen?

.................................................................................................

.................................................................................................

.................................................................................................

**33** Beschriften Sie die Abbildungen von Teilprothesen mit den jeweiligen Fachbegriffen.

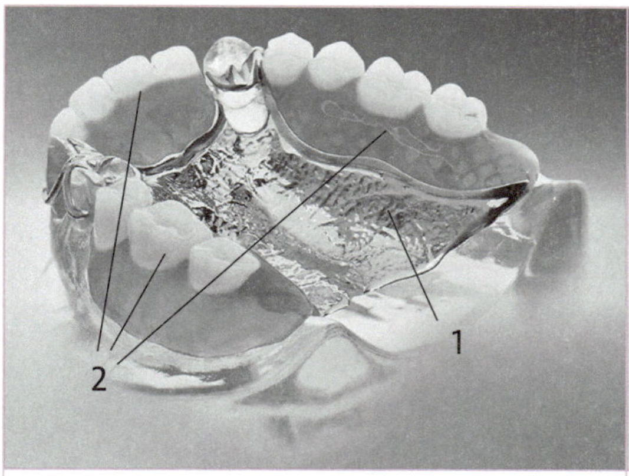


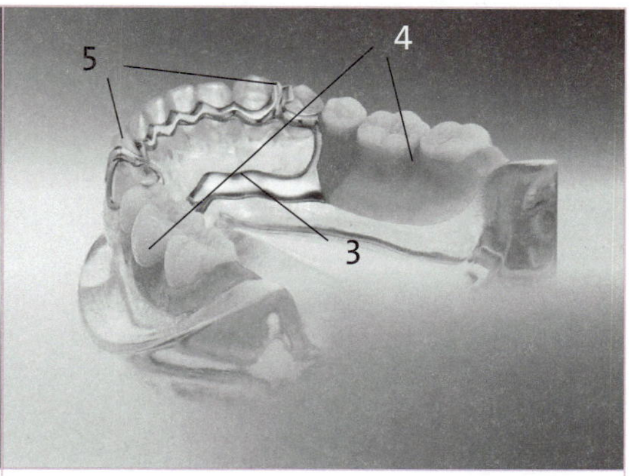


| | |
|---|---|
| *1* ........................................ | *3* ........................................ |
| *2* ........................................ | *4* ........................................ |
| ........................................ | *5* ........................................ |

**34** Nennen Sie mögliche Verbindungselemente für Teilprothesen.

..............................................................................................

..............................................................................................

..............................................................................................

..............................................................................................

**35** Worin besteht der Unterschied zwischen gebogenen und gegossenen Klammern?

..............................................................................................

..............................................................................................

..............................................................................................

..............................................................................................

..............................................................................................

**36** Beschriften Sie die Elemente einer Klammer.

*1* ..........

*2* ..........

*3* ..........

*4* ..........

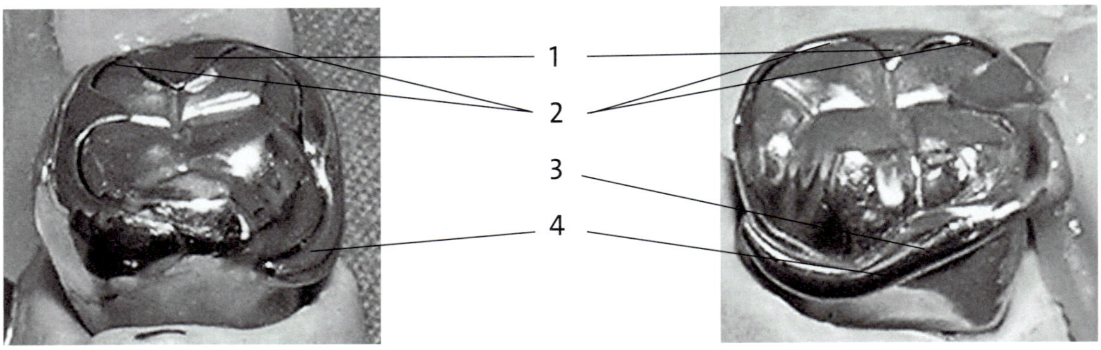


**37** Erklären Sie den Unterschied zwischen Interimsprothese und Immediatprothese.

..........

..........

..........

..........

..........

..........

**38** Was versteht man unter einer Teleskop-Prothese?

..........

..........

..........

..........

..........

..........

**39** Erklären Sie folgende Begriffe.

*Coverdenture-Prothese:*

*Geschiebe:*

**40** Teilprothesen können auf verschiedene Art und Weise am Restgebiss abgestützt werden. Welche Abstützungsarten werden unterschieden? Erklären Sie diese.

**41** Bringen Sie die einzelnen Schritte der Herstellung einer Totalprothese in die richtige Reihenfolge.

a) Wachseinprobe ☐

b) Situationsabformung zur Herstellung von individuellen Löffeln ☐

c) Herstellung von Bissschablonen im Labor ☐

d) Eingliederung der fertiggestellten Prothese ☐

e) Bissnahme ☐

f) Funktionsabformung ☐

g) Fertigstellung der Prothese in Kunststoff im Labor ☐

h) Wachsaufstellung der Prothese im Labor ☐

**42** Welche Voraussetzungen müssen gegeben sein, damit eine Totalprothese gut hält?

**43** Übersetzen Sie die lateinischen Begriffe ins Deutsche.

| | |
|---|---|
| subgingival | |
| supragingival | |
| konfektioniert | |
| individuell | |
| Legierung | |
| Jacketkrone | |
| Präparationsgrenze | |
| Retraktionsfäden | |
| reversibel | |
| hochviskös | |
| Elastomere | |
| hydrophob | |
| partielle Prothese | |
| hydrophil | |

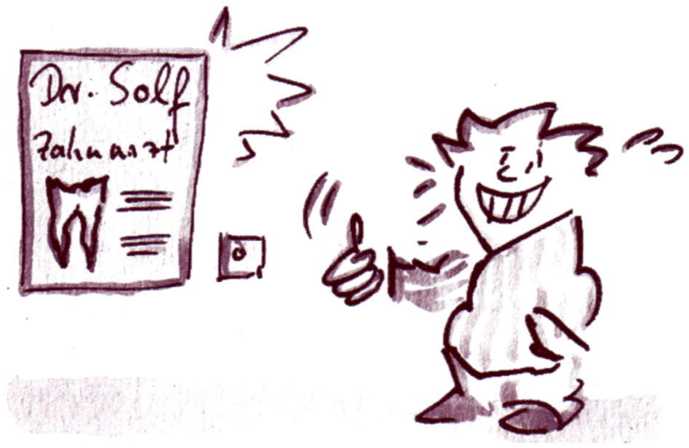

# Stichwortverzeichnis

## M



## N



## O



## P



## Q



## R

# Bildquellenverzeichnis

**Titelfoto:** doc-stock GmbH/doc-stock health & wellness; **S. 5/1:** Fotolia/praisaeng; **S. 5/2:** Welz, N., Berlin; **S. 7/1:** Welz, N., Berlin; **S. 9/1:** Fotolia/Jpchret; **S. 9/2:** Krüper, W., Bielefeld; **S. 9/3:** Krüper, W., Bielefeld; **S. 10/1:** Welz, N., Berlin; **S. 12/1:** Mair, J., München; **S. 13/1a–d:** Raichle, G., Ulm; **S. 13/2:** Mair, J., München; **S. 14/1:** Mergelsberg, A., Freiburg; **S. 15/1:** Welz, N., Berlin; **S. 16/1:** Mair, J., München; **S. 19/1:** Welz, N., Berlin; **S. 20/1:** Welz, N., Berlin; **S. 21/1:** Schünemann, J., Berlin; **S. 22/1:** Mair, J., München; **S. 22/2:** Raichle, G., Ulm; **S. 22/3:** Raichle, G., Ulm; **S. 22/4:** Raichle, G., Ulm; **S. 22/5:** Raichle, G., Ulm; **S. 23/1:** Mair, J., München; **S. 23/2a–d:** Mair, J., München; **S. 28/1:** vitaledesign, Berlin; **S. 29/1a–h:** Mair, J., München; **S. 33/1:** Eble, Dr. J., Mittelbiberach; **S. 38/1:** Mair, J., München; **S. 39/1:** Welz, N., Berlin; **S. 42/1a–c:** Mair, J., München; **S. 43/1:** Schünemann, J., Berlin; Produktfotorechte: Coltène/Whaledent GmbH + Co. KG, Langenau; **S. 44/1a–e:** Mair, J., München; **S. 45/1:** Welz, N., Berlin; **S. 46/1a–e:** Mair, J., München; **S. 47/1:** Spitta Verlag GmbH & Co. KG, Balingen; **S. 48/1:** Mair, J., München; **S. 48/2:** Mair, J., München; **S. 49/1:** Mair, J., München; **S. 50/1:** Mair, J., München; **S. 51/1a–c:** Mair, J., München; **S. 53/1:** Raichle, G., Ulm; **S. 55/1:** Mair, J., München; **S. 59/1:** Raichle, G., Ulm; **S. 60/1:** Welz, N., Berlin; **S. 60/2:** Welz, N., Berlin; **S. 61/1:** Krüper, W., Bielefeld; **S. 64/1:** Welz, N., Berlin; **S. 65/1:** Mair, J., München; **S. 66/1a–b:** Raichle, G., Ulm; **S. 68/1:** Fotolia/Voyagerix; **S. 68/2:** Welz, N., Berlin; **S. 69/1:** Mair, J., München; **S. 71/1:** Mair, J., München; **S. 75/1:** Krüper, W., Bielefeld; **S. 76/1:** Krüper, W., Bielefeld; **S. 76/2:** Schünemann, J., Berlin; **S. 76/3:** Schünemann, J., Berlin; **S. 76/4:** Krüper, W., Bielefeld; **S. 77/1:** Schünemann, J., Berlin; **S. 77/2:** Schünemann, J., Berlin; **S. 77/3:** Schünemann, J., Berlin; **S. 77/4:** Schünemann, J., Berlin; **S. 77/5:** Schünemann, J., Berlin; **S. 78/1:** M+W Dental Müller & Weygandt GmbH, Büdingen; **S. 79/1:** Heinisch, G., Berlin; **S. 79/2:** Heinisch, G., Berlin; **S. 79/3:** Mair, J., München; **S. 79/4:** Mair, J., München; **S. 80/1:** Welz, N., Berlin; **S. 83/1:** Welz, N., Berlin; **S. 84/1:** Spitta Verlag GmbH & Co. KG, Balingen; **S. 84/2:** Spitta Verlag GmbH & Co. KG, Balingen; **S. 84/3:** Spitta Verlag GmbH & Co. KG, Balingen; **S. 84/4:** Spitta Verlag GmbH & Co. KG, Balingen; **S. 84/5:** Mair, J., München; **S. 84/6:** Spitta Verlag GmbH & Co. KG, Balingen; **S. 84/7:** Spitta Verlag GmbH & Co. KG, Balingen; **S. 87/1:** Welz, N., Berlin; **S. 91/1:** Shutterstock/hightowernrw; **S. 91/2:** Mair, J., München; **S. 92/1:** vitaledesign, Berlin; **S. 93/1:** vitaledesign, Berlin; **S. 93/2a–c:** Raichle, G., Ulm; **S. 94/1:** vitaledesign, Berlin; **S. 95/1:** Spitta Verlag GmbH & Co. KG, Balingen; **S. 95/2:** Spitta Verlag GmbH & Co. KG, Balingen; **S. 95/3:** CompuGroup Medical Dentalsysteme GmbH, Koblenz, Zahnärztlicher Fach-Verlag GmbH, Herne; **S. 95/4:** vitaledesign, Berlin; **S. 97/1:** Mair, J., München; **S. 98/1:** Krüper, W., Bielefeld; **S. 98/2:** Eble, Dr. J., Mittelbiberach; **S. 98/3:** Hollstein, W., Freiburg; **S. 98/4:** Handtmann, Dr. S., Tübingen; **S. 101/1:** Mair, J., München; **S. 101/2:** Mair, J., München; **S. 101/3:** Mair, J., München; **S. 101/4:** Mair, J., München; **S. 102/1:** Mair, J., München; **S. 102/2:** Heinisch, G., Berlin; **S. 102/3:** Heinisch, G., Berlin; **S. 102/4:** Mair, J., München; **S. 102/5:** Mair, J., München; **S. 102/6:** Mair, J., München; **S. 102/7:** Mair, J., München; **S. 102/8:** Mair, J., München; **S. 102/9:** Mair, J., München; **S. 105/1:** Fotolia/Aniuszka; **S. 106/1:** Mair, J., München; **S. 106/2:** Mair, J., München; **S. 108/1:** Mair, J., München; **S. 109/1:** Mair, J., München; **S. 110/1:** Mair, J., München; **S. 111/1:** Mair, J., München; **S. 113/1:** Fotolia/stokkete; **S. 113/2:** Welz, N., Berlin; **S. 115/1:** Raichle, G., Ulm; **S. 115/2:** Raichle, G., Ulm; **S. 117/1:** Mair, J., München; **S. 119/1:** Mair, J., München; **S. 119/2:** Mair, J., München; **S. 119/3:** Mair, J., München; **S. 119/4:** Krüper, W., Bielefeld; **S. 121/1:** Fotolia/Andrey Popov; **S. 121/2:** Shutterstock/Joseph Sohm; **S. 121/3:** picture-alliance/JOKER; **S. 121/4:** Fotolia/contrastwerkstatt; **S. 122/1:** Fotolia/Subbotina Anna; **S. 122/2:** Fotolia/bit24; **S. 122/3:** CP GABA GmbH, Hamburg; **S. 122/4:** Fotolia/K.-U. Häßler; **S. 122/5:** Spitta Verlag GmbH & Co. KG, Balingen; **S. 123/1:** Welz, N., Berlin; **S. 124/1:** Krüper, W., Bielefeld; **S. 124/2:** Krüper, W., Bielefeld; **S. 124/3:** Krüper, W., Bielefeld; **S. 124/4:** Mair, J., München; **S. 125/1:** Krüper, W., Bielefeld; **S. 127/1:** Welz, N., Berlin; **S. 128/1:** Welz, N., Berlin; **S. 133/1:** Fotolia/tunedin; **S. 134/1:** Mair, J., München; **S. 134/2a–c:** Mair, J., München; **S. 137/1:** Eble, Dr. J., Mittelbiberach; **S. 140/1:** Mair, J., München; **S. 143/1:** CompuGroup Medical Dentalsysteme GmbH, Koblenz, Zahnärztlicher Fach-Verlag GmbH, Herne; **S. 143/2:** CompuGroup Medical Dentalsysteme GmbH, Koblenz, Zahnärztlicher Fach-Verlag GmbH, Herne; **S. 144/1:** Eble, Dr. J., Mittelbiberach; **S. 144/2:** Eble, Dr. J., Mittelbiberach; **S. 146/1:** Welz, N., Berlin

# Abkürzungsverzeichnis

| | |
|---|---|
| AHA | American Heart Association |
| AIDS | acquired immunodeficiency sydrome (engl.) |
| ALS | advanced life support |
| API | Approximalraum-Plaque-Index |
| ArbSchG | Arbeitsschutzgesetz |
| ASS | Acetylsalicylsäure |
| BG | Berufsgenossenschaft |
| BGR | Berufsgenossenschaftliche Regel |
| BGW | Berufsgenossenschaft für Gesundheitsdienst und Wohlfahrtspflege |
| BioStoffV | Biostoffverordnung |
| BLS | basic life support |
| BtM | Betäubungsmittel |
| BtMG | Betäubungsmittelgesetz |
| BtMVV | Betäubungsmittel-Verschreibungsverordnung |
| BZÄK | Bundeszahnärztekammer |
| CHX | Chlorhexidin |
| CPR | kardiopulmonale Reanimation |
| CT | Computertomografie |
| DAHZ | Deutscher Arbeitskreis Hygiene in der Zahnmedizin |
| DAJ | Deutscher Ausschuss für Jugendzahnpflege |
| D-Arzt | Durchgangsarzt |
| DAZ | Deutscher Arbeitskreis für Zahnheilkunde |
| DGE | Deutsche Gesellschaft für Ernährung e.V. |
| DGK | Deutsche Gesellschaft für Kardiologie |
| DGZMK | Deutsche Gesellschaft für Zahn-, Mund- und Kieferheilkunde |
| DH | Dentalhygienikerin |
| Drg. | Dragee |
| DVT | Digitale Volumentomografie |
| EDTA | ethylene diamine tetraacetic acid, Ethylendiamintetraessigsäure |
| EKG | Elektrokardiogramm |
| Endo | Endodontie, Endodontologie |
| ERC | European Resuscitation Council |
| EWZ | Einwirkzeit |
| F. | Foramen |
| FDI | Fédération Dentaire Internationale |
| FFP | filtering facepiece (engl.); Partikel filtrierende Halbmaske |
| FRS | Fernröntgenseitenaufnahme |
| GefStoffV | Gefahrstoffverordnung |
| GIZ | Glasionomerzement |
| HIV | human immunodeficiency virus, Humanes Immunschwäche-Virus |
| i. a. | intraarteriell |
| i. c. | intrakutan |
| i. m. | intramuskulär |
| i. v. | intravenös |
| IfSG | Infektionsschutzgesetz |
| INR | International Normalized Ratio |
| ISO | International Organization for Standardization |
| ITN | Intubationsnarkose |
| JASchG | Jugendarbeitsschutzgesetz |
| KFO | Kieferorthopädie |
| Kps. | Kapsel |
| LA | Lokalanästhetika |
| Lsg. | Lösung |
| LZÄK | Landeszahnärztekammer |
| M. | Musculus |
| MAV | Mund-Antrum-Verbindung |
| MedGV | Medizingeräteverordnung |
| Mm. | Musculi |
| MPBetreibV | Medizinprodukte-Betreiberverordnung |
| MPG | Medizinprodukte-Gesetz |
| MRSA | Multi-Resistenter Staphylococcus aureus |
| N. | Nervus |
| NBS | Nursing-Bottle-Syndrom |
| NEM | Nicht-Edelmetall |
| Nn. | Nervi |
| NNH | Nasennebenhöhlen |
| OK | Oberkiefer |
| OP | Operation |
| OPG | Orthopantomogramm |
| PA- | Parodontal- |
| PBI | Papillen-Blutungsindex |
| PCD | Prozess Challenge Device |
| ppm | parts per million (Teile pro Million) |
| PSA | persönliche Schutzausrüstung |
| PSI | Parodontaler Screenig-Index |
| PZR | professionelle Zahnreinigung |
| RDA | Radioactive Dentin Abrasion; Relative Dentin Abrasion |
| RDG | Reinigungs- und Desinfektions-Gerät |
| RKI | Robert-Koch-Institut |
| RöV | Röntgenverordnung |
| s. c. | subkutan |
| s. m. | submukös |
| SBI | Sulkus-Blutungsindex |
| Supp. | Suppositorien ,-um |
| Susp. | Suspension |
| Sv | Sievert |
| TB, Tb, Tbc, TBC | Tuberkulose |
| Tbl. | Tablette, Tabletten |
| TRBA | Technische Regeln für biologische Arbeitsstoffe |
| UK | Unterkiefer |
| UVV | Unfallverhütungsvorschriften |
| WHO | World Health Organization, Weltgesundheitsorganisation |
| WSR | Wurzelspitzenresektion |
| ZA | Zahnarzt |
| ZFA | Zahnmedizinische Fachangestellte |
| ZMF | Zahnmedizinische Fachassistentin |
| ZMP | Zahnmedizinische Prophylaxeassistentin |
| ZNS | zentrales Nervensystem, Zentralnervensystem |